乡村振兴战略之人才振兴
职业技能培训系列教材

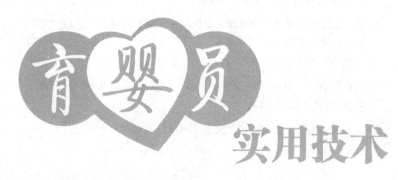

育婴员实用技术

刘琳琳　孟庆凯　郭宏翠 ◎ 主编

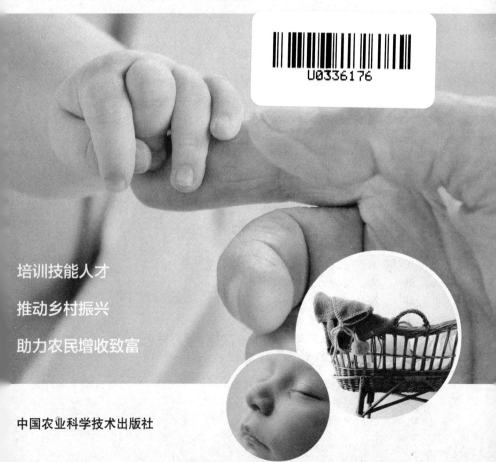

培训技能人才

推动乡村振兴

助力农民增收致富

中国农业科学技术出版社

图书在版编目（CIP）数据

育婴员实用技术／刘琳琳，孟庆凯，郭宏翠主编．—北京：中国
农业科学技术出版社，2019.6

ISBN 978-7-5116-4179-3

Ⅰ.①育… Ⅱ.①刘…②孟…③郭… Ⅲ.①婴幼儿-哺育-职业
培训-教材 Ⅳ.①R174

中国版本图书馆 CIP 数据核字（2019）第 086731 号

责任编辑	崔改泵
责任校对	贾海霞

出 版 者	中国农业科学技术出版社
	北京市中关村南大街 12 号　邮编：100081
电 话	（010）82109194（编辑室）　（010）82109702（发行部）
	（010）82109709（读者服务部）
传 真	（010）82106650
网 址	http://www.castp.cn
经 销 者	各地新华书店
印 刷 者	北京富泰印刷有限责任公司
开 本	880mm×1 230mm　1/32
印 张	3.5
字 数	94 千字
版 次	2019 年 6 月第 1 版　2019 年 6 月第 1 次印刷
定 价	20.00 元

《育婴员实用技术》

编委会

前　言

　　21 世纪是以人为本的世纪，随着我国改革开放的进一步深入，经济与社会的飞速发展，广大父母对孩子早期教育非常重视。近年来，婴幼儿早期教育市场迅猛发展，聘请育婴员进行早期的科学喂养，逐渐成为一个热门职业领域。

　　一个合格的育婴员，要经过全方位的专业培训，除了学习系统全面的理论知识之外，还要通过实际的操作技能培训，并通过国家统一的资格认证考试。

　　本书主要讲述了婴幼儿保育职业认知、婴幼儿专业知识、婴幼儿生活照料、婴幼儿保健与护理、婴幼儿教育实施等方面的内容。

　　由于编者水平所限，加之时间仓促，书中错误之处在所难免，恳切希望广大读者批评指正。

编　者

前　言

目　录

第一章　婴幼儿职业认知

第一节　婴幼儿保育职业理念

一、婴幼儿保育概述

（一）婴幼儿保育的概念

本教程中婴幼儿特指从出生至 3 岁的儿童。婴幼儿时期是人生的基础阶段，也是一个特殊的阶段。从新生儿期到婴儿期、幼儿期，儿童处在不断生长发育的过程中，其解剖生理特点和心理发展的特点在各个年龄段变化较大。同时，婴幼儿各器官系统不成熟、机体抵抗能力低下，易患各种疾病。

婴幼儿保育是指成人精心照料儿童，提供其生存和发展必需的、良好的环境和条件，以促进婴幼儿的正常发育和良好发展。

（二）婴幼儿保育的意义

0~3 岁是人体生长发育最迅速的时期，对人一生的生长发育、身体素质、智力和人格发展都会产生重要的影响。父母和保教人员的教育观念及综合素质将直接影响婴儿的生理健康、行为模式、智力发展、人格结构和未来成就。苏联心理学家巴甫洛夫认为："婴儿从降生的第三天开始教育，就迟了两天。"意大利教育家蒙台梭利在大量幼儿教育实践的基础上得出结论："人生头三年胜过以后发展的各个阶段。"科学的保育工作对于幼儿健康成长和良好发展具有重要作用。

育婴员的使命就是让每个儿童都享有一个最佳的人生开端，接受良好教育，充分发掘自身潜力，将来成为一名有益于社会的人。全社会都要重视与加强对婴幼儿的保育工作。

二、科学的保育观

保育观是人们对保育所持有的看法，具体地说就是对保育者、保育对象、保育内容、保育方法等保育要素及其属性和相互关系的认识，还有对保育与其他事物相互关系的看法，以及由此派生出的对保育的作用、功能、目的等各方面的看法。

婴幼儿正处于身心快速发展的时期，是正在发展的个体。保育一方面要适应人的生理和心理发展需要，另一方面要适应人的后继发展需要，适应未来社会发展对个体发展的需要。面对时代发展，保育人员应具备怎样的保育理念和工作思路，是首先应该思考的问题。这就要求我们深刻认识婴幼儿发育特点，理解保育工作内涵，形成科学的保育理念。

（一）婴幼儿整体发展理念

婴幼儿的保育工作以促进儿童的健康发展为核心。随着对健康概念认识的深化，儿童保育的科学基础也不只停留在生物科学的观念之上，而是在注意生物因素的同时注意心理因素和社会因素。儿童保育模式已由生物模式转变为生物—心理—社会模式。这一转变有利于人们从生物、心理和社会的诸多因素及其相互作用中全面考察健康发展问题。对婴幼儿实施保育，应以生物、心理和社会的诸多因素为内容，要涉及婴幼儿身体、心理和社会3方面。在保育婴幼儿身体的同时保育心灵，既促进身体的健康，又促进心理和社会适应的良好发展。婴幼儿是整体的人，其发展既有自身规律，又具有整体性。为此，我们应对婴幼儿实施整体的、全面的保育，以整体统一的发展理念来看待他们。

(二)"以人为本"的保育理念

保育过程应体现"以人为本"的思想,即无论是生活设施设备的提供还是保育的操作行为,都要以婴幼儿生理、心理发展特点为本,创设和提供增进婴幼儿健康的物质生活环境和宽松和谐的人际心理环境,重视婴幼儿的心理需要,切实提高其生活质量。人是先天遗传与后天环境的产物。创设适宜的环境特别是教育环境,使婴幼儿拥有良好的学习、生活的空间,渗透着培养婴幼儿自主意识和自主能力的保育理念。

无论是保教人员还是社会、家庭,都应从以婴幼儿为本的观念出发,增强保育对人的成长发展重要性的认识,以正确的保育观关心婴幼儿,以适宜的保育行为养育婴幼儿。

(三)素质教育的育婴理念

"素质"原本作为生理学范畴的一个名词,是指人的神经系统、感觉器官和运动器官等先天赋予的特征。这种特征是人们获取知识、增长才能的基础,其外在表现为性格、意志等。现在,"素质"已发展演绎成一个更综合的概念,指人在先天生理的基础上受后天环境和教育的影响,通过个体自身的认识和实践,形成的相对稳定的身心发展的基本品质。

素质教育是指一种以提高受教育者诸方面素质为目标的教育模式,它重视人的思想道德素质、能力培养、个性发展、身体健康和心理健康教育。素质教育有以下几方面特点:第一,以全面提高全体儿童的基本素质为根本目的;第二,要依据社会发展和人的发展的实际需要;第三,主张充分开发智慧潜能,重视人的终生的可持续发展;第四,不仅主张智慧潜能的充分开发,而且主张个性的全面发展,重视心理素质的培养。

婴幼儿的保育工作应该树立素质教育理念。

第二节　育婴员职业道德

一、道德概述

(一) 道德的内涵

从字源学来看，道是指道路，引申为原则、规范、规律；德是指人的本性、品德。道德是调整人与人之间以及个人与社会之间关系的一种特殊的行为规范的总和。

道德的构成，一是道德观念，二是道德行为规范。马克思指出，道德是由一定社会的经济关系所决定的特殊意识形态，是具体的、历史的。道德在调整人们行为时，采用的手段是社会舆论、传统习惯和内心信念，评价的标准是善恶。道德具有认识、调节和教育职能。

人们的生活可以划分为三大领域，即社会生活、职业生活和家庭生活领域，也就形成了社会公德、职业道德和家庭美德 3 方面的道德。

育婴师的道德建设主要体现在社会公德、职业道德、家庭美德、个人道德修养 4 个方面。

(1) 模范遵守社会公德，做一个合格的公民。

(2) 认真履行职业道德，牢固树立主人翁责任意识。

(3) 积极实践家庭美德，倡导文明、健康的生活方式。

(4) 自觉加强个人修养，做一个品德高尚的人。

社会公德、职业道德、家庭美德、个人道德四者既有区别又有联系，互为补充、相辅相成。

(二) 职业道德的概念及特征

1. 职业道德的概念

职业道德是指从事一定职业的人，在工作或劳动过程中，所应遵循的与其职业活动紧密联系的道德规范的总和。它既是对本职业人员在职业活动中的要求，也是职业对社会所负的道德责任与义务。各行各业都有自己的职业道德，如师德、医德等。

2. 职业道德的特征

（1）职业性。职业道德是与职业生活联系在一起的，在职业活动中形成了特定的交往关系和不同的行为规范。其调节范围只适用于本职业的成员。

（2）从属性和强制性。职业道德规范有明确的规定性，但本身只是道德约束，在作用方式上，必须与行政管理、规章制度和行政纪律等结合起来，表现出一定的从属性和强制性。

（3）稳定性和继承性。职业道德是在长期的社会实践中形成的，反映了相对稳定的职业心理和道德观念，如关爱学生的师德、治病救人的医德等。此外还具有继承性。

（4）实践性和实用性。职业道德原则和规范是在职业活动实践中总结和概括出来的，多用工作守则、规章制度等简明适用的形式来指导从业人员的工作和劳动行为。

（5）多样性和具体性。职业道德是依据本职业的业务内容、活动条件、交往范围以及从业人员的承受能力而制定的行为规范和道德准则，其种类是多种多样的，表达形式是具体简明的，如制度、章程、公约、须知、誓词、条例等。这样便于职工记忆、接受和执行。

3. 社会主义职业道德的基本原则

（1）社会主义职业道德规范体系包括职业道德基本原则和行为规范。

（2）社会主义职业道德体现为人民服务这个核心。

（3）社会主义职业道德体现集体主义原则。

（4）要体现社会责任感，重点是劳动态度。

育婴师要自觉提高自身素质，为婴幼儿服务、为家长服务、为社会服务。

二、育婴员的职业道德规范

（一）爱岗敬业，优质服务

爱岗敬业，优质服务是社会主义职业道德最重要的体现，是对从业人员的最基本要求。爱岗敬业是指从业人员要热爱自己的工作岗位，崇敬自己所从事的职业。只有爱岗，才能敬业，爱岗敬业是优质服务的前提和基础。"干一行，爱一行，专一行"是爱岗敬业的具体体现。

（二）热爱婴幼儿，尊重婴幼儿

育婴员从事的是培养下一代的事业，崇高而伟大。热爱婴幼儿必须了解婴幼儿，根据婴幼儿的生长发育规律给予科学的教育和指导。热爱婴幼儿必须有爱心、耐心、细心、责任心，尊重婴幼儿的人格、尊严、权利。

（三）遵纪守法，诚实守信

遵纪守法是做好育婴员工作的前提，诚实守信是做人的根本，守信是诚实的具体体现。育婴员是直接为婴幼儿、为家长、为社会提供服务的窗口行业，对婴幼儿、对家长要以诚相待，要为他人着想，以诚实的品德赢得社会和家长的信任，同时还要学会用法律武器来维护自己的权益。

三、育婴员工作守则

（一）工作守则

（1）认真履行工作职责，具有服务意识和奉献精神。

（2）平等地对待每一个婴幼儿，让他们充分享有安全感、自信心和自尊心。

（3）掌握婴幼儿身心发育的特点和规律，用科学的方法进行喂养和教育。

（4）坚持保教并重的原则，注重培养婴幼儿的个性、品德和行为习惯。

（5）尊重婴幼儿的个性差异，促进其潜能的充分发展。

（6）掌握婴幼儿生活照料、护理和教育的专业知识和操作技能。

（7）宣传科学育婴、保教并重的基本理念。

（8）对婴幼儿家庭的有关资料保密，保护个人隐私。

（9）根据家长和社会有关方面的意见，改进和提高工作质量。

（10）与卫生保健、学前教育机构密切配合，协调一致，为婴幼儿的健康成长创设良好的社会环境。

（二）专业修养

（1）学习勤奋。

（2）富有爱心、耐心、诚心、责任心。

（3）热爱婴幼儿并尊重婴幼儿。

（4）具有现代教育观念及科学育婴的专业知识。

（5）具有广泛的兴趣及广泛的知识。

（6）善于沟通，具有与人合作的能力。

（7）具有解决问题和研究问题的能力。

（8）身心健康。

（9）爱好清洁，做事有条理性。

（10）有进取精神。

第二章 婴幼儿专业知识

第一节 0~3岁婴幼儿生理发育特点

一、婴幼儿生长发育的过程

（一）婴幼儿生长发育

1. 发育的含义

发育是指个体从有生命开始，受遗传、环境、学习等因素影响，进行有顺序的、连续的、阶段性的、渐进的、有方向性的、由分化到完整的生理、心理变化的过程。

影响婴幼儿发育的因素有先天因素和后天因素。先天因素包括遗传基因、胎内环境等，后天因素包括环境和教育等。

2. 婴幼儿发育变化的特征

（1）大小的变化。

生理方面：身高、体重、器官的增长。

心理方面：语言词汇、记忆力、认知、推理和社会交往能力的不断提高。

发育包括胎儿的生长发育和婴幼儿的生长发育。

（2）比例的变化。婴幼儿生长发育过程中，在比例上也有明显的变化，如婴儿头约占身长的1/4，成人头约占身长的1/8。

（3）旧特征的消失与新特征的获得。在个体发育过程中，会出现婴幼儿旧特征消失和新特征出现的现象，如乳牙脱落——

恒齿出现；无条件反射消退—条件反射（学习）出现。在学习的过程中，婴幼儿会拥有一些新的能力，如好奇、好问等认知能力。

3. 发展的任务

（1）生理上学习：走路、食用固体食物、说话、控制排泄机能、认识自身器官和有关性别的行为、完成生理机能的稳定。

（2）社会心理上学习：与人交往和控制情绪、判断是非、形成社会与个体的简单概念。

4. 婴幼儿发育的主要特点

（1）年龄越小生长发育速度越快：新生儿时以天为单位计算，1~3个月以周为单位计算，4~6个月以3个月为单位计算，6~12个月以半年为单位计算，1~3岁以年为单位计算。

（2）生长发育有一定的顺序和方向，不能越级发展：一是从整体到分化；二是从不随意到随意；三是方向与顺序上依照头尾原则、近远原则、大小原则发展。一般顺序是头→脚，中心→四周，动作上遵循抬头、坐、站、走、跑、跳的顺序。

（3）婴幼儿时期要完成从自然人到社会人的转变。从一个毫无生活自理能力的自然人，初步转变为能适应社会生活的社会人。

（二）婴幼儿年龄阶段的划分及生长发育特点

1. 新生儿期

自胎儿娩出脐带结扎至28天的时期，按年龄划分，此期实际包含在婴儿期内。由于此期在生长发育和疾病方面具有非常明显的特殊性，且发病率高、死亡率高，因此把这一时期单独列出。这一时期的保育任务主要是适应外界生活。

2. 婴儿期

自出生到1岁之前为婴儿期。此期是生长发育极其迅速的阶段，因此对营养的需求量相对较高。各器官系统的生长不够完善，尤其是消化系统，容易发生营养消化紊乱的情况，抗体逐渐减少，抗感染能力较弱。这一时期的保育任务主要是接受成人照料、信任感的获得。

3. 幼儿早期

自 1 岁到满 3 岁之前为幼儿早期。该阶段体格生长发育速度减慢，智能发育迅速，语言思维和社交能力发育增速。消化系统仍不完善，营养需求高，断乳和其他食物的添加使得适宜的喂养尤显重要，对危险的识别和自我保护能力都有限，意外伤害发生率高。这一时期的保育任务是学会走路、说话、独立。

二、生长发育的一般规律

（一）生长发育既有连续性又有阶段性

人体的生长发育从卵细胞受精到发育成熟，是一个长达 20 年左右的连续发展的过程，同时又体现出一定的阶段性。

1. 连续性

前后阶段相互衔接，前一阶段为后一阶段的发展奠定基础。例如，婴幼儿学走路，有一段时间要扶着走，从扶着走到放开手独立迈几步，再发展到跌跌撞撞地蹒跚地走，最后到完全独立自如地走路，就要经过连续的日积月累的过程，期间出现的小的质变、连续性是不可避免的。

2. 阶段性

发展过程中的质变，特别是大的质变，也就意味着生长发育发展到了一个新的阶段，从而形成生长发育的阶段性。生长发育的每一阶段都有自己的特殊之处，阶段与阶段之间有比较明显的差别。

（二）生长发育的速度呈波浪式

第一年内，身长增长 20~25 厘米，增长值约为出生时身长

（50 厘米左右）的 50%；体重增加 6~7 千克，为出生时体重（约 3 千克）的 3 倍。身长、体重在第一年都是出生后增长最快的一年。第二年内，身长约增加 10 厘米，体重增加 2.5~3.5 千克，速度也是较快的。2 岁以后，增长速度急剧下降，身长每年平均增加 4~5 厘米，体重每年增加 1.5~2 千克，保持相对平衡、较慢的增长速度，直到青春发育期再出现第二次生长发育高峰。

（三）身体各系统的发育不平衡，但又统一协调

人体是一个完整的统一体，人体各个器官、系统的发育是相互关联、相互影响的。神经系统的发育一直是领先的。生殖系统在童年时期几乎没有什么发展。

个体的发展具有不平衡的特点，主要表现为发展速度不均衡。它体现在两个方面。一方面，个体在不同年龄阶段某一方面发展不均衡。如身高、体重的发展，有两个高峰期：一是儿童出生后第一年，这一时期儿童成长速度非常快，变化很明显；二是青春发育期，这一时期不仅身体素质有很大变化，身高、体重增长很快，而且在心理特点上也产生了许多新的变化。儿童大脑的发展速度也是不均衡的。研究证明，儿童出生后第 5 个月到第 10 个月，大脑的发展最为迅速，以后又会经历 5~6 岁和 13~14 岁两个显著的加速期。这种不均衡同儿童意识的萌发、认识客观世界的急切需求以及智力的发展水平有着密切的关系。另一方面，个体在不同年龄阶段不同方面发展不均衡。有的方面在较早年龄阶段就已达到较高的发展水平，有的则要到较晚的年龄才能达到较为成熟的水平。例如，儿童在少年期身高、体重的增长已达到较高水平，发展比较快，而骨化过程却远远没有完成；儿童在 5 岁左右是形成数的概念的关键期，而他们关于时间和空间的知觉的发展则要晚些，判断、推理等逻辑思维能力的发展则更晚。

（四）个体差异性

由于先天遗传以及先天、后天环境条件的差异，个体发育不可能一致，必然呈现高矮、胖瘦、强弱以及智力高低的不同。

身体和心理的发育也是相互关联、相互影响的。在评价某一儿童的生长发育状况时，应将他以往的情况与现在的情况进行比较，观察其发育动态，这样才更有意义。

第二节　0~3岁婴幼儿心理发展特点

一、婴幼儿心理发展过程

（一）发展的连续性及年龄阶段性

发展的连续性是指婴幼儿心理发展是一个不可中断的过程，这一过程有其自身的发展顺序。

年龄阶段性是指婴幼儿心理发展的全过程中会表现出一些在质量上不同的年龄阶段特点，每一年龄阶段都有其最一般、最典型的特征。

例如，动作思维、形象思维和抽象思维遵循从动作思维到形象思维再到抽象思维的顺序，整个发展是连续的。

（二）婴幼儿心理发展年龄阶段的稳定性和可塑性

婴幼儿心理发展每一年龄阶段都具有相对的稳定性，但由于所处的时代不同、社会和教育条件不同、身心成熟状态不同，心理发展的变化也表现出一定的可塑性。

（三）婴幼儿心理发展是整个儿童心理发展的早期阶段

婴幼儿时期是婴幼儿心理发展过程中最重要的时期。这一时期有两个明显的特点：心理发展和生理发育最快。而婴幼儿生理的发展为心理的发展奠定了基础，人的基本语言能力、人的典型动作和行为方式与能力，人的各种心理能力，人的基本情绪和情感获得等，都是在这一阶段初步形成的。因此，广泛重视幼儿早期教育已成为近年来世界性的趋势。日本教育家松原达哉指出："婴幼儿时期，是孩子一生中身心发育最显著的时期……"

二、婴幼儿心理发展特点

（一）感觉能力的发展

感觉是反映当前客观事物的个别属性的认识过程，如声、色、冷、硬等；知觉是反映当前客观事物整体特性的认识过程，它是在感觉的基础上形成的。

1. 感觉能力的发展

婴幼儿最早出现的是皮肤感觉（触觉、痛觉、温度感觉），其后逐步表现出敏锐的嗅觉、味觉、视觉和听觉。

（1）皮肤感觉。新生儿已有痛觉，较迟钝，但对温度却很灵敏，2~3岁时能区分软、硬、冷、热。

（2）视觉。新生儿的视觉范围在15~20厘米时最清楚；出生后3个月，头眼协调好；5个月时，手眼协调好；1~1.5岁，可看到3米远，能区别形状；2岁时视力为0.5。

（3）听觉。有人认为在胎儿后期已有听觉，并有记忆，出生时可辨别母亲的心音和节奏，3个月有定向反应，6个月对其名有应答表示，8个月可区别语言的意义，1岁能听懂自己的名字，2岁能区别高低声音。婴幼儿的听觉可通过脑干听觉诱发电位、秒表、音叉等测试。

（4）味觉。婴幼儿出生时味觉已发育完善，对不同的味道如甜、酸、苦已有不同的反应，4~5个月的小儿对食物的微小改变已十分敏感，此时应及时添加各类辅食，习惯各种味道。

（5）嗅觉。婴幼儿出生时嗅觉神经发育已基本成熟，所以新生儿对母乳香味已有反应，1个月时对强烈的气味有不愉快的反应，3~4个月时能区分好闻和难闻的气味，7~8个月对芳香气味有反应。

2. 知觉能力的发展

婴幼儿半岁左右能够坐起来，可以较好地完成手、眼协调。一直到3周岁左右，都是各种知觉能力飞快发展的时期。

（二）记忆能力的发展

1岁以前的婴儿记忆能力比较差，5~6个月时可以认识并记住自己的妈妈，但保持的时间很短。在反复出现的情况下，可以逐步认识周围所熟悉的事物，保持对事物的记忆。

1岁以后，随着年龄的增长，活动范围扩大，认识的事物增多，会记住越来越多的东西。但是，这时的记忆无意识性很大，主要凭借兴趣认识并记住自己喜欢的事物，记忆过程缺乏明确的目的。随着言语的发展、认识事物表象的积累及稳定性的增强，开始形成主动提取眼前不存在的客体的意向。

2岁左右，可以有意识地回忆以前的事件，不过这种能力还很弱。这种能力的出现和发展与言语的发展密切相关。

3岁左右，有意识记忆开始发展。

（三）思维能力的发展

思维有几种不同的方式，从发生到发展、成熟，要经历18~20年的时间。

0~1岁是婴幼儿思维方式的准备时期。凭借手摸、体触、口尝、鼻闻、耳听、眼看，发展起感觉、知觉能力，并在复杂的综合知觉的基础上产生萌芽状态的表象。

1~3岁阶段主要产生的是人类的低级思维形式，即感知动作思维，又称直觉行动思维。感知动作思维是指思维过程离不开直接感知的事物和操纵事物的动作的思维方式，婴幼儿只有在直接摆弄具体事物的过程中才能思考问题。

3岁左右在感知动作思维的基础上，逐步发展起具体形象思维，并在 3~6 岁的思维活动中逐步占有主导地位。具体形象思维是一种依靠事物或情景的表象及表象的联想进行的思维活动。

（四）想象力的发展

想象是对已有的表象进行加工改造，建立新形象的心理过程。想象借助词汇才能实现。

新生儿没有想象能力。周岁之前的婴儿虽然可以重现记忆中的某些事物，但这并不能算是想象活动；1~2 岁的婴幼儿，由于个体生活经验不足，头脑中已存的表象有限，而表象的联想活动也比较差，再加上言语发展程度较低，所以只有萌芽状态的想象活动；3 岁左右的婴幼儿，随着成年人的引导和言语的发展，可以产生带有简单主题和角色的游戏，能够反映婴幼儿模仿成人社会生活情节的想象活动。但 3 岁以前的婴幼儿想象的内容也比较简单，一般是他所看到的成人或其他大孩子的某个简单行为的重复，属于再造想象的范围，缺乏创造性。

（五）注意特性的变化

注意是一种心理特性，而非独立的心理过程，可分为无意注意和有意注意两种。无意注意是一种事先没有预定的目的，也不需要意志努力的注意；有意注意是一种主动地服从于一定活动任务的注意，为了保持这种注意，需要一定的意志努力。

3 个月左右的婴幼儿可以比较集中注意于某个感兴趣的新鲜事物，5~6 个月时能够比较稳定地注视某一物体，但持续的时间很短；1~3 岁时，随着活动能力的发展、活动范围的扩大，接触的事物及感兴趣的东西越来越多，无意注意迅速发展；3 岁前的婴幼儿有意注意刚刚开始发展，水平较差，由于言语的发展和成人的引导，开始把注意集中于某些活动目标。在整个 0~3 岁阶段，无意注意占有主导的地位，有意注意处于萌芽状态。

随着年龄的增长，儿童注意的范围在扩大。

（六）人际交往关系的发展变化

婴幼儿的人际关系有一个发生、发展和变化的过程。婴幼儿的人际交往关系首先发生的是亲子关系，其次是玩伴关系，再次是逐渐发展起来的群体关系。0~3岁阶段主要发生的是前两种交往关系。

0~1岁阶段主要建立的是亲子关系；1岁以后的婴幼儿，随着动作能力、言语能力的发展，活动范围的扩大，开始表现出强烈地追求小玩伴的愿望，于是出现玩伴交往关系。但3岁前建立的玩伴关系，常常是一对一的活动，要建立群体的玩伴交往关系还有一定的困难。

（七）自我意识的发展

自我意识是人类特有的意识，它标志着一个人的个性成熟水平，主要包括自我观察、自我监督、自我体验、自我评价、自我教育、自我控制和自我调节。一个自我意识成熟的人，通过自我意识认识自己，并认识自己与周围事物、人的关系。但是，自我意识在人心理中的形成和发展，并不是从新生儿时期开始，也不是在人一生中均衡形成和发展的，而是在人的幼儿、儿童、青少年时期分别有3个形成和快速发展阶段。因此，我们不能忽视这些时期幼儿的心理教育，特别是在控制自己的欲望、完善自己的品德、正确接受社会观念约束3个方面，会产生影响其一生的重要作用。

0~1岁阶段，是说不上什么自我意识的，他甚至还不能知道自己身体的存在，在吸吮自己的手和脚时，就像吸吮自己以外的东西一样。

快1岁的时候，在活动过程中，通过自我感觉逐步认识作为生物实体的自我，才开始能把自己的动作和动作的对象区分开来，以后进一步能把自己和自己的动作区分开来。例如，婴幼儿开始知道由于自己扔皮球，皮球就滚了。他从其中认识了自己与事物的关系，认识了自己的存在和自己的力量，这使他产生了一种"自豪"之感。

1岁以后，他开始知道自己的名字。比如，成人叫他"宝宝"，他也学会把自己叫作"宝宝"，像叫别的事物一样。此时，婴幼儿开始认识自己的身体，认识自己身体的各部位，也意识到自己身体的感觉。他可以告诉你"这是宝宝的眼睛"或"宝宝饿了"等。但是，这时他只是把名字理解为自己的代号，在遇到叫同名的别的孩子的时候，他会感到有些困惑。

2~3岁时，在不断扩大生活范围，不断增长社会经验和能力，不断发展言语的帮助下，婴幼儿逐步把握作为一个社会人的自我。他们开始掌握代名词，如"你""我"。掌握代名词是一个困难的过程，因为代名词有明显的相对性。别人对你说"你"，而你对自己则说"我"，反过来也是一样。要学会这一点，就必须进行复杂的抽象和概括，就要把过去已经形成的用第三人称的名字（宝宝）那种简单的固定的联系打破，代之以新的具有灵活性的联系。

当婴幼儿开始掌握"我"这个词的时候，在自我意识的形成上，形成一个质的变化，从此，婴幼儿的独立性开始增长起来。

（八）情绪和情感的发展

0~3岁婴幼儿的情绪和情感，对其生存与发展起着至关重要的作用。另外，情绪和情感也是激活心理活动和行为的驱动力。

0~3岁婴幼儿的情绪和情感的最大特点是冲动、易变、外露，年龄越小特点越突出。婴幼儿的情绪更多受外在环境变化的影响，而不是被稳定的主观心态来左右。

2岁左右的婴幼儿已显示出成人所具有的大部分复杂情绪。幼儿期的情绪反应也主要取决于需要满足的情况和健康的情况。一般婴幼儿的情绪都是比较积极的，他们喜欢不停地活动，活动的主要动机是获得愉快。

除了情绪之外，婴幼儿开始有了比较复杂的情感体验，即在情绪的基础上产生对人、对物的关系的体验。例如，喜欢跟亲近的成人交往，因为在交往中往往产生愉快的体验；也有对人的同情感，首先是对周围的人（如母亲、保姆）的痛苦表示同情，其次是对其他儿童表示同情，如为了使别的孩子快乐而放弃自己的一些快乐等。

（九）意志力的发展

婴幼儿的行为主要受本能的反射支配，没有意志力，饿了就要吃，困了就要睡。

婴幼儿初步运动能力的掌握和运动的目的性，为婴幼儿意志力的产生准备了条件。当婴幼儿开始能在自己的言语调节下有意地行动或抑制某些行动的时候，这就出现了意志的最初形态。这时的意志力水平极差，只处于萌芽状态。虽然可以控制自己的某些行为，但时间极短，如等热水凉了再喝、等一会儿吃饭。婴幼儿的行动更多地受当前目的物和行为欲望的支配，有很大的冲动性。

（十）气质特征

气质是儿童神经反应的特征。气质既是稳定的，又是可变的，在出生后的最初一段时间表现得最充分。

经过观察，可以发现新生儿的睡眠规律、活动水平、是否爱哭、哭声大小等明显的个体差异，婴幼儿表现出的情绪性、活动性不同，对陌生人是接近还是回避，对入托的新环境是否适应，也各有不同。这些在婴幼儿早期已经表现出来的个人特点，就是气质。

气质只表现个人特点，并无好坏之分。

婴幼儿气质特征是儿童个性发展的最原始的基础，其特点具有先天的性质，父母是无法选择的。但在气质基础上，其个性的形成受后天环境、教育条件的影响极大。

（十一）动作能力的发展

婴幼儿出生的第 1 年是动作能力发展最迅速的时期，其动作发展主要表现在大动作和精细动作两个方面。

婴幼儿动作发展遵循三个发展规律。

第一，从整体动作到分化动作。最初的动作常常是全身的、笼统的、弥漫性的，以后才逐渐形成局部的、准确的、专门化的动作。

第二，从上部动作到下部动作。如果让婴儿俯卧在平台上，他首先出现的动作是抬头，其后才逐步发展到俯撑、翻身、坐、爬、站立、行走。

第三，从大肌肉动作到小肌肉动作。首先是头部、躯体、双臂、双腿的动作，以后才是灵巧的手部小肌肉动作以及准确的视觉动作等。

一般来说，婴幼儿动作的发展有普遍的规律性：3~4 个月，婴儿在俯卧位时，头能抬高 90°；4 个月左右，能从仰卧位翻身到俯卧位；5~6 个月时，能从俯卧位翻身到仰卧位；6 个月时，能双手支撑在身体前面端坐；7 个月时，能双手支撑在身体两侧坐；8~10 个月时，开始不用支撑而自由坐；1~1 岁半时，能开始行走。

第三章 婴幼儿生活照料

第一节 婴幼儿饮食

一、婴幼儿饮食基本知识

（一）掌握合理营养、均衡膳食的原则

1. 合理营养

合理营养是指每天都让婴幼儿有规律地按照适当比例摄取生长发育所需要的各种营养素。

2. 均衡膳食

均衡膳食就是更好地发挥各种食物的营养价值和提高各种营养素的生理价值。均衡膳食应遵循品种多样、比例适当、饮食定量、调配得当的原则。

（1）品种多样。膳食品种多样指既有动物性食物，也有植物性食物。膳食可由谷、豆、肉蛋、蔬菜、水果、油类及糖等各种调味品组成混合食物。任何单一的食物都不能满足婴儿对营养素的需要。

（2）比例适当。摄入人体内的各种营养素之间存在着相互配合与相互制约的关系，如果摄入的某种营养素超量，机体的正常机能就会受到影响。

（3）饮食定量。膳食结构的科学合理是指婴幼儿摄取的各类食物都要有一定的量（推荐膳食量），任何一种食物过量都会对婴幼儿的健康不利。

（4）调配得当。根据我国的国情，婴幼儿的膳食应做到几个搭配：动物性食物与植物性食物搭配；荤素搭配；粗粮与细粮搭配；咸、甜搭配。

（二）科学选择、调配和安排婴幼儿膳食

1. 安排婴幼儿膳食时要考虑的生理特点

根据婴幼儿消化的生理特点建立合理的膳食制度，如不要暴饮暴食，两餐之间不要超过 4 小时，养成定时定量的生活习惯；尽量吃营养丰富、容易消化的食物，少吃油炸和过硬的刺激性的食物；经常吃含有半粗纤维和果胶的粗粮、薯类和蔬菜、水果等；婴幼儿肾功能较差，汤、菜不宜过咸，防止钠摄入过多而降低血管弹性。

2. 照顾婴儿进食时要把握的心理特点

为避免婴幼儿偏食、厌食现象，要尽量采用婴幼儿普遍感兴趣的食物烹调方式，制作色、香、味、形俱佳的饭菜。例如，胡萝卜和豆制品可采用不同的刀法，制成片、丝、块、卷等形状，配以带馅的面点和营养丰富的美汤，形成色彩鲜明的饭菜，调动婴幼儿的食欲。

3. 编制婴幼儿食谱时要考虑的季节因素

粮食、蔬菜和水果都有生产和上市的季节性，婴幼儿的食欲也会受不同气温的影响，要根据季节的变化来进行调整。春季新鲜蔬菜较多，可选择小萝卜、菠菜、油菜、豆苗等蔬菜，再配上一些豆制品、肉类、蛋类等含蛋白质的食品；夏季气温高、出汗多，应以清淡食品为主，多选择能够补充体内水溶性维生素 B、维生素 C 的食物，特别要注意保持水盐平衡，多吃一些西瓜之类的水果，起到清热降暑的作用；秋季可多选一些肉、蛋、奶等高蛋白、高热能的食物，多吃一些薯类和根茎类的蔬菜和甜薯、胡萝卜等，以补充维生素 A 和碳水化合物；冬季可增加一些含脂肪的食物，以促进维生素 A、维生素 D、维生素 E、维生素 K 的吸收和利用。

4. 安排食物时要考虑的活动因素

不同年龄的婴幼儿有不同的作息时间和不同的活动内容，因此必须结合婴幼儿的活动量大小与热能消耗量的多少来妥善地配制食物，以保证营养平衡，做到供给和消耗的平衡。一般来说，断奶后的婴幼儿逐渐适应各种辅食后，开始每天三餐两点的膳食制度，3 岁以后为每天三餐一点。

二、婴幼儿乳汁喂养

婴幼儿乳汁喂养有 3 种方式：母乳喂养、人工喂养和混合喂养。

（一）母乳喂养

1. 母乳的特点

母乳是婴幼儿最理想的食品，是适合 6 个月以内婴幼儿生长发育需要的天然营养品。母乳不仅各种营养素含量高，而且比例搭配适宜，营养价值高于其他代乳品。母乳近乎无菌，有利于婴幼儿的消化和吸收。母乳有卫生、方便、经济等特点，是最好的喂养方式。

2. 母乳喂养对婴幼儿生长发育的好处

（1）母乳能促进婴儿免疫功能成熟，抵抗疾病。母乳中特有的乳铁蛋白能与需铁细菌争铁，从而抑制肠道中依赖铁生存的细菌，防止腹泻。母乳中还含有多种炎性因子，使得母乳喂养的婴幼儿抵抗力强，呼吸道及肠道感染明显低于人工喂养儿。

（2）母乳喂养能增进亲子之间的交流。母亲在哺乳过程中，通过对婴幼儿皮肤的接触、爱抚、目光交流、微笑和语言，可增进母婴的情感交流，有助于乳母和婴幼儿的情绪安定，有益于婴幼儿的智力发育。有研究发现，母乳喂养儿体格发育及智能发育，包括动作、语言、应人、应物等能力均明显优于人工喂养儿。婴幼儿频繁地与母亲皮肤接触，有利于促进心理与社会适应性的发育。

（3）母乳中各种营养供应充足。母乳中的蛋白质以乳清蛋白为主，乳清蛋白易被婴幼儿吸收；母乳中的乳糖在消化道中经微生物作用可以生成乳酸，对婴幼儿的消化道可以起到调节和保护作用；母乳的脂肪颗粒小，含不饱和脂肪酸多，均有利于消化吸收；母乳中钙、磷含量虽然不高，但比例合适，易于吸收，因此母乳喂养儿发生缺钙的情况比人工喂养的少；母乳中还含有丰富的牛磺酸，对婴幼儿脑神经系统发育起着重要作用。

3. 母乳喂养的方法和技巧

（1）母乳成功喂哺的原则。

①树立信心。帮助母亲建立愉快的心情，坚持母乳喂养的信心，有利于泌乳反射。

②早接触、早吸吮、早开奶。一般在婴儿出生后 30 分钟内进行母婴皮肤接触，以促进乳汁分泌，尽早哺乳，加强婴儿的吸吮能力，刺激产妇子宫收缩、减少出血，使婴儿感受母亲的温暖，减少婴儿来到人间的陌生感。

③按需喂哺。不要规定哺乳时间与次数，婴儿有吃奶的愿望，可以随时喂奶，每侧乳房至少喂 5 分钟。每次交替喂两侧乳房，每次排空乳房可增加乳汁分泌量。

④增加给婴幼儿喂奶的次数。母乳不够时不要急着给婴幼儿增加奶类食物，要让婴幼儿勤吸乳头，刺激泌乳。

（2）母乳喂养次数和数量的控制。最好选择母亲和婴儿双方精神饱满、愉快时喂奶；母亲把心理感受和体验传递给婴儿，能提高喂养的情绪与质量；理想的喂哺时间最好由婴儿进行自我调节，一般来说，满月时 90% 的婴儿可以建立起适合自己规律的、基本稳定的喂养习惯和时间。

喂哺持续时间取决于婴幼儿的需求。一般情况下，10～20分钟几乎可以吸空全奶，但每对母婴有个体差异，喂哺时间过长或过短都应加强观察，以便及时纠正存在的问题。

出生后2～7天喂奶次数应频繁些，每1～2小时喂一次，间隔时间不能超过3小时。婴儿每天吃奶的次数和每次吃奶量都不相同。一般一天哺乳8～12次。

（3）判断母乳是否充足。

①判断母乳充足的指标。喂奶时伴随婴儿的吸吮动作有"咕噜咕噜"的吞咽声；哺乳时母亲有下乳感，哺乳后乳房会变柔软；婴儿感到满足，表情快乐，反应灵敏，入睡时安静、踏实；婴儿每天换尿布6次左右，大便每天2～4次，呈金黄色糊状；婴儿体重平均每周增加150克左右，满月时要增加600克以上。

②判断母乳不够充足的指标。喂奶时听不到吞咽声；吃奶时间长，常常会放弃乳头大哭不止；喂乳后哭闹不止，睡不踏实，出现觅食反射；婴儿大小便次数减少，量少；婴儿体重增长缓慢或停滞。

（4）母乳喂养的准备工作。

乳头准备：母亲在哺乳前应先洗净双手，用毛巾蘸清水擦净乳头及乳晕，保持乳头清洁、干燥。喂哺前，可用湿毛巾敷双侧乳房3～5分钟，以利于奶水通畅。如果有乳头下陷、回缩的情况，可轻轻按压乳晕部位，使乳头逐渐露出乳房表面，然后反复做拉扯乳头的动作，也可使用吸引器进行每日的牵拉吸引练习，使之达到正常的位置以便于婴儿吸吮。

用物准备：母亲应选择吸汗、宽松的衣服，不带托的乳期乳罩，内衬应为柔软、清洁、干燥的棉织品，便于随时吸收溢出的乳汁；擦洗乳房的毛巾、水盆要专用，以免交叉感染；如果乳汁过多，可使用吸奶器将剩余乳汁吸净，防止患乳腺炎。

（5）母乳喂养的正确姿势。

①摇篮式。摇篮式是最经典的喂奶姿势。妈妈坐在床上或椅子上（可以将矮凳子放在脚上，将脚垫高），妈妈把手伸到宝宝后背，拖住宝宝的屁股、腰，宝宝的头靠在妈妈的臂弯，宝宝成斜线、头高脚低地贴紧妈妈，宝宝的下颚贴紧妈妈的乳房，对准乳头方向，开始喂奶。注意：宝宝靠近妈妈身体的手要放在妈妈腰部，防止宝宝的手被压不适。

②交叉式。交叉式与摇篮式不同的是，宝宝的头不是靠在妈妈的臂弯，而是将手腕放在宝宝两肩胛之间，大拇指和其余四指分别张开贴放在头部两侧的耳后，同时另一手可帮助宝宝找到乳头。

③侧抱式。妈妈将宝宝夹在胳膊下，用手托起宝宝的肩、颈和头，宝宝面朝妈妈，鼻子到乳房的高度，双脚伸在妈妈的背后，妈妈另一手引导宝宝找到乳头。这个姿势，可以是宝宝躺在床上，妈妈拿把小凳子坐在床边，这样能够保证宝宝的安全。

④侧卧式。妈妈在背后放上枕头支撑身体，侧躺在床上，宝宝面朝妈妈，妈妈用身体上侧的手臂扶住宝宝的头，也可以用小枕头或小毯子将宝宝的头部垫高，让宝宝找到乳头。剖宫产或分娩出现过难产的妈妈，坐着会不舒服，比较适合这个姿势。但是用这个姿势时，要特别的注意，一旦迷迷糊糊睡着，乳房就有可能堵住宝宝的鼻或嘴，造成宝宝窒息。

喂奶姿势要在保证妈妈和宝宝都舒适的情况下进行，如果觉得不舒适，要适当地进行调整。不管采用何种姿势喂奶，喂奶结束后都应将宝宝直立起来，轻轻拍背，帮助婴儿排出吞咽时吸入的空气，防止吐奶。

（6）正确含接五步骤。

①刺激。哺乳时母亲将拇指放在乳房上方，其余四指放于乳房下方，呈"C"形托起乳房，先用乳头贴近并触及婴儿

嘴唇。

②张嘴。在婴儿的嘴张大，像打哈欠的样子舌向外伸展的一瞬间，将婴儿进一步贴近乳房。

③含乳。顺势将乳头送入婴儿口中，让婴儿含住乳头和大部分乳晕。

④吸吮。吸吮时面颊鼓起，下嘴唇外翻，能看见吞咽动作或听见吞咽声。

⑤离开。轻按婴儿的嘴唇下方，温柔中止哺乳。

4. 不能母乳喂养的情况

当婴儿经筛查发现患有苯丙酮尿症、半乳糖血症等遗传性代谢疾病时，不宜选择母乳喂养，可选择一些特殊制备的乳制品或非乳类代乳品。

如母亲患有严重的心脏病、心功能不全，严重的肾脏疾病、严重的肝脏疾病、精神病、癫痫病、肺结核、恶性肿瘤等，也不宜选择母乳喂养，因为哺乳会增加母亲的负担，造成病情恶化。另外，哺乳期间有病毒感染者，为了婴儿的安全和健康也不宜喂养母乳。

有部分婴儿或母体即使患病也是可以进行哺乳的，但注意一些有关事项：

①婴儿唇腭裂常给喂养母乳带来不便，此种情况可将乳汁挤入小杯内，用汤匙、注射器等喂食。

②鹅口疮用制霉菌素可有效治疗，治愈后不影响母乳喂养。

③婴儿若出现母乳性黄疸，只要不是病理性的，胆红素<340mol/L，仍可母乳喂养；一般两个月后自行消失，对婴儿发育无不良影响。

④一般性的发热、上呼吸道感染等也不影响哺乳，不宜停止喂奶，以防回奶。

（二）人工喂养

1. 人工喂养的概念

由于多种因素不能进行母乳喂养而使用配方奶粉、牛奶和其他奶制品进行喂养的方式称为人工喂养。

2. 人工喂养的方法

（1）常用喂养用品的配置。

①常备婴幼儿哺乳用品。奶瓶、奶瓶刷、奶瓶夹、奶瓶消毒锅、奶瓶保温桶、奶粉等。

②奶嘴的选择。选择奶嘴时要考虑好以下因素。

形状：奶嘴的形状有拇指大小的核形和圆筒般的圆形两种，核形奶嘴是妈妈乳头的变形，是根据口腔学的原理而开发的产品；圆形奶嘴与妈妈乳头的模样相仿，容易使婴幼儿产生亲近感，而且大小也正好适合婴幼儿吸吮。

型号：根据新生儿的实际情况，厂家将奶嘴的生产型号分为圆孔的 S、M、L 号，以及 Y 形和十字形奶嘴。根据婴幼儿不同的成长阶段和饮食的变化，使用不同大小及形状的奶嘴。一般来说，圆孔小号（S 号）适合还不能控制奶量的新生儿使用；圆孔中号（M 号）适合 2~3 个月婴儿使用，用 S 号吸奶费时太长的宝宝，用此奶嘴吸奶和吸妈妈乳房所吸出的奶量及所做的吸吮运动的次数非常接近；圆孔大号（L 号）适合用以上两种奶嘴喂奶时间太长，但量不足、体重轻的宝宝；Y 形孔奶嘴适合可以自我控制吸奶量，边喝边玩的宝宝使用；十字孔奶嘴适合吸饮果汁、米粉或其他粗颗粒饮品，也可以用来吃奶。

质地：目前市场上的奶嘴基本上可以分为硅胶和乳胶两种，硅胶奶嘴是由高质量的硅胶制成，可抵御温度变化，表面光滑，透明无味，这些都是硅胶奶嘴的重要特性；乳胶奶嘴由天然乳胶制成，颜色呈黄色，弹性比较好，抵抗拉扯力强，但是在抗热和抗湿方面较弱，一经消毒会变得黏糊糊。相比之下，硅胶奶嘴具有较强的抗热和抗湿性能，更接近母亲的乳头，软硬适中，且可促进宝宝唾液分泌，帮助上下颚、脸部肌肉的发育，孩子比较容易接受。

③奶瓶的选择。选择奶瓶时要考虑以下因素。

质地。目前较常用的有塑料奶瓶和玻璃奶瓶。塑料奶瓶很轻，且不易破碎，但是可能会在消毒时受到损伤或被检出环境激素。玻璃奶瓶则能避免环境激素的影响，而且几乎能永久性使用，其缺点是较重且容易破碎。现在，也有许多避免了环境激素又弥补了玻璃奶瓶缺点的 PP（聚丙烯）、PES（聚酯酸）、PEN（聚酯酞）等塑料奶瓶相继上市，只要保证消毒的时间，就能安全地避免环境激素。

大小。以婴幼儿一次能喝的奶粉量为标准，奶瓶可以分为小型、中型、大型等。市场上出售的小型奶瓶容量为 120~150 毫升，中型为 240~260 毫升，大型为 300~320 毫升。新生儿喂奶粉的次数多而量少，一般需要准备 6 个 120~150 毫升小型奶瓶；出生 3~4 个月以后，喂奶粉的量逐渐增多，需要准备 4~6 个 240~260 毫升的中型奶瓶；随着婴幼儿的成长，喝奶粉的量更多，需要准备 2 个超过 300 毫升的大型奶瓶。

（2）冲调牛奶的方法。

①配方奶粉。将烧开后冷却到 40~50℃的水倒入消过毒的奶瓶使之达到合适的刻度，并将奶瓶拿到与眼睛平行的高度进行检查，用奶粉桶里专用的小勺按正确的量舀起奶粉放入奶瓶，把胶盖和胶垫圈装到奶瓶上旋紧，使奶瓶密闭，再摇动奶瓶使奶粉与水充分混合。

②新鲜牛奶。在没有配方奶粉供应的地方可选择牛奶喂养。满月前的新生儿喂牛奶时要稀释，1 周以内的婴儿奶、水比例宜为 2：1（两份牛奶加 1 份水）；以后可按 3：1 或 4：1 的比例配制，出生 4~6 周时牛奶可不再加水，所需水分可在两次喂奶之间另喂。只要婴儿能够消化吸收，大小便正常，就可以使用纯

牛奶。但要注意，牛奶要煮沸（一煮沸即离火），以消毒杀菌，使牛奶中的蛋白质变性，更易于婴儿消化吸收。同时，应加适量的糖，100毫升牛奶加糖5~8克（约半汤勺），目的是使牛奶的热能增加。

（3）正确喂哺的步骤。

①冲好奶后，将奶瓶倒置，检查奶的流速，以每秒钟流出2~3滴为宜。

②倒几滴在手腕内侧上，检查奶的温度，以微温为宜。

③将瓶盖松开少许，当婴儿吸奶时，空气可进入瓶里，奶瓶不会瘪。

④在安静的环境中抱起婴儿斜靠在自己臂弯中，将奶嘴轻触婴儿嘴角，当婴儿张嘴时将奶嘴放入婴儿口中，使其深深含住奶嘴。

⑤喂奶时，应将奶瓶倾斜，使奶嘴部分充满奶液，以防婴儿吸入过多空气导致溢奶，每次喂哺时间在15分钟左右。

⑥喂完奶后将婴儿抱直，伏在成人肩上，成人手掌弓起呈杯状，以适当的力度由背中部往上拍，帮助婴儿打嗝，将胃中气体排出，防止吐奶。

（4）正确清洁奶具。

①清洗。用奶瓶刷充分刷洗奶瓶内、瓶颈和螺旋处，奶嘴也要细心清洗干净，清洗时注意检查奶嘴的完好性，如有破损及时更换。

②消毒。准备一个不锈钢的专用煮锅，里面装满冷水，水的深度要能完全覆盖所有已经清洗过的奶具。如果是玻璃的奶瓶，可与冷水一起放入锅中，等水烧开5~10分钟后再放入奶嘴、瓶盖等塑胶制品，盖上锅盖再煮3~5分钟后关火，等水稍凉后，用消毒过的奶瓶夹取出奶嘴、瓶盖，待干了之后再套回奶瓶上备用。若是塑胶的奶瓶，则要等水烧开之后，再将奶瓶、奶嘴、奶瓶盖一起放入锅中消毒，煮3~5分钟即可，最后用消

毒过的奶瓶夹夹起所有的奶具，并置于干净通风处倒扣沥干。

如有蒸汽锅可将清洗过的奶具放入锅中自动消毒，完成后将奶瓶倒扣沥干，放置通风、干净处盖上纱布或盖子备用。

（三）混合喂养

1. 混合喂养的概念

当母乳不能满足婴儿需要时，增加一些代乳品的喂养方式称为混合喂养。

对于 6 个月以下，特别是 0~4 个月的婴幼儿，混合喂养比完全不吃母乳的人工喂养要好。虽然母乳不足，也仍应坚持按时给婴幼儿喂奶，让婴幼儿吸空乳汁，这样有利于刺激乳汁的分泌。

混合喂养用以补充或替代母乳的食品与人工喂养相同，6 个月内以乳类为主，保证优质蛋白质的供给，6 个月后除乳类外可补充豆类和谷类食品。

2. 混合喂养的方法

（1）坚持母乳优先的原则，要先吃母乳，每天按时坚持母乳喂养，每天不少于 3 次，哺乳时间为 10~20 分钟；每次要吸空两侧乳房，再增加配方奶粉补充。

（2）母亲因上班不能及时喂哺婴儿时，要把乳汁及时挤出，挤到带盖的消毒瓶内并进行冷藏，喂前要隔水加热。

（3）喂牛奶时要少加糖，婴儿喜甜后会拒食母乳。

（4）最好用小匙、小杯或滴管给婴儿喂奶，保留婴儿对吸吮乳头的好感。

（5）牛奶、奶粉都是较好的代乳品。羊奶缺少叶酸，喂羊奶时要注意补充叶酸（辅食中要加菜泥）。

（6）不适合做代乳品的有甜炼乳、糕干粉、乳儿糕等，因为以米、面和糖为主要成分的食品缺乏优质蛋白质。

三、婴幼儿辅食添加

（一）添加辅食的时间掌握

从出生后 4~6 个月就应该有计划地为婴儿添加辅食，以满足婴儿对热能和各种营养素的需求。4 个月前增加辅食对婴幼儿生长并无益处，相反还容易增加胃肠道感染及食物过敏的危险，但也不宜迟于 6 个月，以免婴幼儿营养不良。另外，因婴幼儿个体差异，开始添加辅食并没有一个严格的时间规定。一般有下列情形时可以开始添加辅食：婴幼儿体重已达到出生时的 2 倍；婴幼儿在吃完约 250 毫升奶后不到 4 小时又饿了；婴幼儿可以坐起来了；婴幼儿在 24 小时内能吃完 1 000 毫升或以上的奶；婴幼儿月龄达 6 个月。

添加辅食并不需要终止哺乳。

（二）婴幼儿食物的种类

1. 粮食类

粮食包括粗粮和细粮，主要提供碳水化合物、少量植物蛋白质、膳食纤维及 B 族维生素。其中，粗粮中的燕麦片、荞麦面、玉米面、小米等含纤维素较多。碳水化合物提供的热能应达到每天总热能的 50%，所以粮食被称为主食。粮食供应充足，可以保证蛋白质的充分吸收和利用。

2. 蔬菜、水果类

包括鲜果类、根茎类和叶菜类。蔬菜可分为深、浅两种颜色，浅色菜属碱性食物，主要提供胡萝卜素、膳食纤维及各种维生素；深色菜含有钙、铁等矿物质，但钙的吸收率较低。食用蔬菜应做到颜色深、浅搭配。

3. 动物性食物及豆类

动物性食物包括鱼、肉、禽、蛋等。动物性食物主要提供优质蛋白质、脂肪、铁、锌、维生素等主要营养素，属于酸性食物。这类食物不含膳食纤维及维生素 C，且含钙量低。

豆类及豆制品所含蛋白质含量高、质量好，其营养价值接近于动物性蛋白质，是最好的植物蛋白。豆类所含的脂肪以大豆为最高，可达 18%，因而可作食用油的原料，其他豆类含脂肪较少。豆类还含有丰富的糖和 B 族维生素，富含钙、磷、铁、钾、镁等无机盐，是膳食中难得的高钾、高镁、低钠食品。

4. 奶类及奶制品

奶类及奶制品易消化吸收，主要提供优质蛋白质和丰富的钙及维生素。

5. 食油、食糖及盐

前两者单纯提供热能，无其他营养素，饮食时必须有，但不能太多。脂肪、甜食摄入过多易产生肥胖。盐的供给量（包括酱油等的含盐量）以 1~2 岁婴幼儿 0.8~1.5 克/日，2~6 岁的婴幼儿 2.5~3.5 克/日较为合适。

婴儿的食物品种要多，可使食物之中的各种营养素相互补充，每天至少选择 10 种以上食物。

（三）辅食的喂食

1. 喂食方法

（1）准备少量的食物。

（2）用微笑的表情和鼓励的话语和婴幼儿交流，让婴幼儿愉悦进食。

（3）婴幼儿稳定地坐在专门的婴儿椅或是成人的大腿上。

（4）用婴幼儿专用勺子把少量的食物放在婴幼儿嘴唇之间，不要将勺子用力往婴幼儿嘴里塞。

（5）每喂一勺，应给婴幼儿留下足够的咀嚼和吞咽时间。

（6）把头转开、闭上嘴巴或移开身子，是婴幼儿吃饱了的表现。

2. 帮助婴幼儿接受新食物的技巧

（1）增加的新食物的量要少，要在婴儿精神良好或饥饿时喂食。

（2）把新增食物同婴儿熟悉的食物搭配在一起吃。

（3）把一种新食物烹调制成多种菜肴或婴幼儿喜欢食用的某类食物，如饺子、包子等。

（4）调整新食物的色、香、味、形，诱发食欲，保持婴幼儿对食物的兴趣。

（5）在喂食过程中，成人可以边谈论新食物边咀嚼新食物，作出兴致很高的表情，刺激婴幼儿的食欲。

3. 培养婴幼儿良好的进餐习惯

（1）保证婴幼儿有规律地进餐。婴幼儿一天的进餐次数和时间要有规律，每到吃饭时间，就应喂食，但不必强迫，吃得好时应给予表扬，养成婴幼儿定时进餐的习惯。

（2）培养婴幼儿良好的卫生习惯。饭前洗手、洗脸、围上围嘴，桌面干净，就餐地点固定，就餐时不和其逗笑，不让其哭闹，不分散其注意力。

（3）训练婴幼儿使用餐具。让婴幼儿自己握水杯喝水、喝奶，自己用手拿饼干吃，训练正确的握匙姿势和用匙盛饭方法。

（4）避免婴幼儿挑食、偏食。米饭、面食、蔬菜、鱼、肉、水果都能吃，鼓励婴幼儿多咀嚼，每餐都要干、稀搭配。

（四）婴幼儿饮食注意事项

在饭前不要让婴儿吃零食；不宜吃汤泡饭；不要用水果代替蔬菜；膳食尽量清淡，不要过油、过生、过硬、过咸、过浓。

第二节　婴幼儿饮水

一、婴幼儿饮水的基本知识

（一）水在人生命中的地位

水是生命的源泉，是人体第一需要的营养素，具有极为重要的生理功能。它可以调节体温，促进体内新陈代谢，人体的消化、吸收和排泄都离不开水。

（二）人体内水的含量与人年龄的关系

水是细胞的主要成分，年龄越小，体内的脂肪组织越少，水分的比例越大。新生儿体液总量占体重的80%，1个月至1岁的婴儿体液总量占其体重的70%，2~14岁儿童体液总量占其体重的65%。

（三）健康婴儿每天正常对水的需要量

健康婴儿每天水的消耗为体重的10%~15%。1岁左右的婴儿每天总需水量为1 150~1 300毫升，2岁左右的婴幼儿每天总需水量为1 350~1 500毫升，4岁左右儿童每天总需水量为1 600~1 800毫升。

（四）婴幼儿理想饮用水的标准

喝水是生存的需要，婴幼儿理想的"水源"应该是符合卫生要求、充足、廉价的白开水。饮料里面含有大量的糖分和较多的电解质，喝下去会长时间滞留，对胃部产生不良刺激，可造成婴幼儿腹泻，并增加患龋齿的危险性。过量饮用饮料还可影响其他营养成分的摄入，最终导致婴儿生长发育迟滞。因此，婴幼儿理想的饮用水应以白开水为主。

（五）适宜婴幼儿喝的白开水的温度

为婴幼儿准备温度适宜的温白开水，温度为35~40℃。

（六）为婴幼儿自制辅助汤料饮料的种类

婴幼儿饮水以白开水为主，可以辅助一些自制饮料，如绿豆汤、酸梅汤、果汁、菜水等。但是"汤"和"汁"都不能代替白开水。

二、给婴儿喂水的方法

游戏喂水法、模仿喂水法、奖励喂水法、观察喂水法、随机喂水法都是常用的给婴儿喂水的方法。

1. 游戏喂水法

4个月以后的婴儿已经有萌牙的先兆，牙床发痒是正常的生理现象，可以用奶瓶刺激婴儿的牙床进行左右里外摩擦，同时与婴儿做表情和语言的沟通。

2. 模仿喂水法

1岁内的婴儿，可采取大人喝一口、婴儿喝一口的方法来提高婴儿喝水的兴趣。

3. 奖励喂水法

1岁半左右的婴幼儿，可以采取与家人做游戏的方式，把喝水当作一种奖励。

4. 观察喂水法

看一看，婴儿的舌苔厚、眼屎多与缺水有关；闻一闻，婴儿的小便有异味、大便过干、过臭与缺水有关；动一动，让婴儿多运动，适当消耗体力之后再喂水。

5. 随机喂水法

喂水要少而勤，不一定按"顿"喂。

三、婴幼儿饮水的注意事项

（1）不要只喝矿泉水，尽量少喝或不喝饮料，不喝冰水。
（2）用杯子或勺子喂水时应注意婴儿情绪，避免在哭和笑时进行。

（3）新生儿不能喂过甜的水，以免加快肠蠕动的速度或产生抑制作用。

（4）不要把"渴"当"饥"，"水少火旺"，如果吃得多、喝得少，会导致婴儿生病。

（5）根据婴幼儿对水的需要量增加饮水量，培养婴幼儿科学饮水的习惯。

（6）饭前不要给婴幼儿喂水以免影响食欲，稀释胃液不利于食物消化。

（7）婴幼儿还不能完全自主控制排尿，睡前不要给婴幼儿喂水，以免尿床影响睡眠。

（8）发现脱水现象及时送医院进行诊断，不要轻易自己处理。

第三节　睡眠、大小便与三浴

一、婴幼儿睡眠

（一）婴幼儿睡眠基础知识

1. 睡眠的功能

睡眠是大脑皮层以及皮下中枢广泛处于抑制过程的一种生理状态，在睡眠时各器官组织减少代谢活动，重新储存能量和物质，以便继续生命活动。研究发现，脑细胞的发育完善过程主要是在睡眠中进行，因此睡眠有助于婴幼儿的脑发育，有助于记忆力的增强。而且，睡眠时生长激素达到分泌高峰，因此充分的睡眠能够促进婴幼儿身高的增长。

2. 不同年龄的婴儿睡眠次数的掌握

2~6个月婴幼儿每日睡3~4次；7~12个月婴幼儿每日睡2~3次；1~3岁婴幼儿每日睡1~2次。

3. 不同年龄婴幼儿睡眠时间的掌握

新生儿每日睡眠时间可达 16~20 小时；2~6 个月婴幼儿每日睡 14~18 个小时；7~12 个月婴幼儿每日睡 13~15 个小时；1~3 岁婴幼儿每日睡 12~13 个小时。

（二）影响婴幼儿睡眠的因素及应对策略

1. 睡前精神过度兴奋

如婴幼儿玩耍时间过长，十分疲劳，或曾受惊吓，情绪焦虑、恐惧、精神紧张等，会导致大脑皮层过度兴奋，不易受到抑制，致使不易入睡，多哭闹，甚至做噩梦，不能好好睡眠。一般在入睡前不要安排活动，以免婴幼儿过分兴奋，可以用音乐、故事等引导婴幼儿平静进入睡眠。

2. 身体不适

穿过厚、过紧的衣服，或盖过厚的被子，会妨碍婴幼儿自由活动、翻身。室内过热过冷也会使婴幼儿感到身体不适，影响睡眠。一般要让婴幼儿穿着贴身的棉质睡衣，被子保暖即可，室温控制在 20~23℃。

3. 睡前进食

腹胀难受会刺激大脑，出现睡眠不安；如果晚饭吃得太少，饥饿感也会影响睡眠。如果婴幼儿饮食正常，食欲不减，不需要在夜间加餐。

4. 睡眠姿势不适

睡眠姿势一般可随婴幼儿自由选择，但以仰卧稍右侧为佳。如姿势不舒服，手脚受压时间过长，或胸部受压，呼吸不畅，也可使婴幼儿醒来哭闹。发现这些情况时，可轻轻调整姿势，恢复睡眠。

5. 膀胱胀欲排尿

睡前必须让婴幼儿小便一次，排空膀胱。1 岁以后婴幼儿膀胱容量增大，睡眠时可不唤起小便。睡前不要给婴幼儿喝太多的水。

6. 睡眠环境改变，生活规律破坏

如住房迁移、卧室改动、抚育人变换或外出等，婴幼儿平时生活规律发生变动，均可使睡眠发生障碍。周围环境和生活节奏改变常常是扰乱婴幼儿睡眠的因素，要引起足够的重视。

7. 疾病影响

婴幼儿患病引起发热、鼻塞、呼吸不畅、腹泻等都可引起婴幼儿睡眠时哭闹不安，睡眠时打鼾的婴幼儿可发生睡眠呼吸暂停综合征，也常使婴幼儿睡不安宁。

（三）营造适宜婴幼儿睡眠的条件

（1）卧室的环境要安静；室内的灯光暗一些，窗帘的颜色不宜过深；开窗通风，保证室内的空气新鲜。

（2）为婴儿选择一个适宜的床。床的软硬度应适中，最好是木板床，以保证婴儿脊柱的正常发育。

（3）睡前将婴儿的脸、脚和臀部洗干净，并用清水或淡茶水漱口。排一次尿，换上宽松、柔软的睡衣。

（4）注意婴幼儿的睡姿、脸色，注意被子不要捂住口鼻造成窒息，避免意外的发生。对容易惊哭、尿床和体弱的婴幼儿应加强观察，适时给予照料。如在体弱、多汗的婴幼儿背部垫上汗巾，等出汗后及时更换。

（四）判断婴儿睡眠充足的标准

（1）清晨自动醒来，精神状态良好。

（2）精力充沛，活泼好动，食欲正常。

（3）体重、身高能够按正常的生长速率增长。

（五）护理婴幼儿睡眠的注意事项

1. 合理安排睡眠

按婴幼儿的月龄，合理安排婴幼儿睡眠的时间和次数（表3-1）。

表 3-1　不同年龄婴幼儿的睡眠次数和时间

年龄	白天睡眠（次数）	每次时间（小时）	夜间睡眠（小时）	合计（小时）
初生	每日 16~20 个睡眠周期，每个周期 0.5~1 个小时			20
1~3 个月	4	1.5~2	10	18~20
4~6 个月	3~4	1.5~2	10	16~18
7~9 个月	3	2	10	15~16
10~12 个月	2~3	2	10	14~15
1~3 岁	1~2	1.5	10	12~13

2. 规律睡眠

养成和保持早睡早起的习惯。按时入睡，醒即起床；掌握好白天和夜间的睡眠时间，合理安排日间小睡，不要任其自然，想睡到什么时候就什么时候，或睡醒后不起床，在床上玩，或该睡觉时不睡。起床时可通过把尿、放音乐等方式将婴幼儿唤醒。经过一段时间后，婴幼儿会定时自然醒来。

3. 预防和纠正不良的睡眠习惯

让婴幼儿在床上自然入睡，不应使用摇、拍、抱等方式哄婴幼儿入睡。注意预防和纠正吃手、咬被角等不良的睡眠习惯。

二、婴幼儿大小便

（一）婴幼儿大小便的特点

1 岁以内的婴儿还不能把排泄大小便的生理现象与自己的内

部感觉结合起来，所以不能有效地控制大小便。3 岁左右的婴幼儿能够有意识地控制肠道和膀胱肌肉，排泄大小便的控制能力逐步增强，这是婴幼儿生理逐步成熟的一个明显标志。婴幼儿粪便的次数和性质常反映着胃肠道的生理与病理状态，所以观察粪便非常重要。

1. 婴幼儿大便

（1）胎便。新生儿多数在出生 24 小时内排胎便，胎便呈墨绿色，略带黏液。它是由脱落的上皮细胞、浓缩的消化液及胎儿期吞入的羊水组成的，一般 2~3 日排尽。

（2）母乳喂养的婴幼儿的粪便。未加辅食的母乳喂养的婴幼儿的大便呈黄色或金黄色，呈软膏样，均匀一致，没有臭味，有时会出现稀薄，微带绿色，每天排便 2~4 次；加辅食后大便次数可减少；1 周岁后大便次数即可减至每天 1 次。

（3）人工喂养的婴幼儿的粪便。人工喂养的婴幼儿的大便颜色土黄，略干，质较硬，略有酸臭味，有时便内易见酪蛋白凝块，每天大便 1~2 次，个别的隔天一次。

2. 婴幼儿小便

（1）正常尿量。新生儿大多数出生后 24 小时内排尿。出生后头几天因摄入少，每天排尿 4~5 次，随着哺乳摄入量的增多，尿量增多，出生后 4~8 天平均约为 200 毫升，满月后可达 250~450 毫升，满 2 岁时可达 700~750 毫升。尿量的多少取决于摄取水分的多少和周围环境气温的高低。

（2）排尿次数。一般是吃乳次数的 3 倍，1 天约 15 次，随着月龄的增加逐步减少。大致出生后 1 个月时 1 天约 24 次，3~6 个月时约 20 次，6~12 个月时为 15~16 次，1~2 岁时约 12 次，2~3 岁时约 10 次。

（3）排尿颜色与气味。出生后几天内，新生儿的尿量都很少，呈浓黄色，显得浑浊，表明含有蛋白质。1 个月后，尿液为淡黄色，无味。如果婴幼儿水分摄取得少，或天热流汗多，会出现尿量减少、尿色发黄的现象。另外，如果服用了含有维生素 B 的药剂，也会致使尿色发黄。在冬天时，有的婴幼儿小便发白，可能是因为尿中草酸钙和磷酸钙的结晶含量特别多，平时多喝些水就可以了。

（二）辨别婴幼儿大小便异常的方法

1. 识别婴幼儿小便异常

（1）小便次数较多，每次尿量少，小便时哭闹疼痛，提示可能尿道有炎症。

（2）小便金黄色或橘黄色，可能受维生素 B_2、黄连素、痢特灵等药物的影响。

（3）小便啤酒色或尿色发红，为血尿，多见于肾炎。1 岁以内的婴儿较为少见。

（4）小便棕黄色或浓茶色，摇晃时黄色沾在便盆上，泡沫也发黄，多见于黄疸型肝炎。

（5）小便乳白混浊，如加热后变清则为正常现象，加热后变得更混浊则不正常。

（6）小便放置片刻有白色沉淀，如果孩子一切正常，尿检查除盐类结晶外无其他异常，则不属病态，多喝水，少吃蔬菜、水果等含无机盐多的食物，沉淀即可消失。

2. 观察婴幼儿大便异常

若粪便臭味加重，表示蛋白质过多；泡沫多的粪便，表示碳水化合物消化不良，发酵发酸；粪便外观呈奶油状，多为脂肪消化不良；如大便呈绿色，可能受凉或饥饿；如大便呈灰白色，多为肠道阻塞；如大便呈黑色，则为肠道上部出血或因服用铁剂等药物所致，要加以鉴别；如大便中带有血丝，多由于大便干燥、肛门破裂、直肠息肉等所致；若是脓血便，则可考虑肠道感染或细菌性痢疾。

3. 处理婴幼儿便秘和腹泻的方法

（1）婴幼儿便秘的表现。便秘表现为排便次数减少，粪便坚硬。排便次数减少是指每 3~4 天才有一次大便，坚硬是指排便时引起疼痛或不适。如果排便很费力并引起不适，应该去医院看医生，不要擅自给婴儿服用泻药。

（2）婴幼儿便秘的原因。有的是由于吃得少或是经常呕吐，胃里面的食物减少造成的；有的是吃一段时间的母乳后加牛奶，受其中钙质影响造成的；有的是由于喝水太少造成的。

（3）婴幼儿便秘的预防。按规定给婴儿喝足水，可用白菜、胡萝卜、菠菜煮水；喝一点米汤；在饮水或吃辅助食物时加一些李子汁效果会更好；饮食中要保持足够的水分，按照每千克体重摄入 110~120 毫升的水分来安排饮食；多给婴儿吃新鲜水果、蔬菜、全麦面包、粗粮，在食物中加入一些碳水化合物、根类和绿色蔬菜可以防止便秘。如果婴儿由于体验过排便疼痛或不适应，憋着不愿意排便，应帮助婴儿养成定时排便的好习惯。生病发烧的婴儿，病愈后会有几天便秘，属于正常现象：一是进食太少，排出的废物不多；二是由于发热，出汗引起水分大量丧失，身体吸收粪便中的水分造成大便干燥。这种便秘无须治疗，只要能够吃正常的食物就会恢复正常。

婴儿发生腹泻后，如果正在进行母乳喂养，可以继续喂下去，母乳喂养可以自然消除腹泻；如果是采用牛奶喂养，则应将牛奶作半倍的稀释，即以同样的水加入通常量一半的奶粉；如果腹泻严重，要喝口服补液，喝稀粥、米汤、温开水，防止婴儿失去水分过多。要给腹泻的婴儿继续吃东西，食物可以帮助停止腹泻。最理想的食物是温和、好消化的饭菜，如奶样的食品、煮苹果、稀粥、蔬菜末、土豆末、瘦肉、鸡蛋等。开始时，吃正常量的 1/3~1/2，第二天吃正常量的 1/2~2/3，第三天吃正常量。

（三）婴幼儿大小便的照料方法

1. 合理使用一次性纸尿裤

一次性纸尿裤具有大小便不渗漏、吸水性强等优点，因而使用起来比较方便，但使用时有一些应注意的问题：一是使用时间不易长，否则会造成婴儿随意排尿的习惯；二是换的次数要勤，否则尿液和汗液会刺激皮肤，使婴儿臀部发红、表皮破损，继发尿布皮炎；三是一次性纸尿裤的裤裆比较宽厚，会使婴幼儿的髋关节活动受到限制，影响动作，最好白天使用一般尿布，晚上使用一次性纸尿裤；四是纸尿裤要选择合适的尺码，不能过大或过小。

2. 尿布的选择和使用

尿布应选择柔软、透气性好、浅颜色的纯棉布类，撕成 75 厘米见方大小，煮沸 10 分钟晒干后再用。使用时叠成三角形或长方形。婴幼儿最初的几个月，因为膀胱容量小，会经常尿湿尿布（一天要换 10~15 次尿布），所以应该给婴幼儿准备 30~40 块尿布。使用过的尿布，必须烫洗后再使用，并定期煮沸消毒。

3. 更换尿裤（尿布）的方法

换新尿布时要注意室内温度，动作迅速、熟练，以免婴幼儿感冒。成人需要清洁双手，做好准备，把毯子、尿布等放在伸手可及的地方。要注意舒适、安全，可以把柔软、温暖、防水的垫子放在床上或地板上为婴幼儿换尿布，防止婴幼儿翻滚和扭动。为 1 岁左右的婴幼儿换尿布，可以准备一些玩具或图书来分散其注意力。

具体做法：一只手抬起婴幼儿的双脚，用湿毛巾从前向后直接把臀部擦洗干净，换去脏的尿布，再擦上护臀膏，换上干净尿布，尿布上缘一定不要覆盖脐部。一次性纸尿裤应紧贴婴幼儿的腰部和腿部，夹在两腿中间。注意男女婴不同的生理结构，给予不同的护理。对于男婴，注意清洗阴囊背面、外生殖器和两者的结合部，男婴的尿布前部容易尿湿，所以前部应垫得厚一些；对于女婴，阴唇内侧容易积留大便，应轻轻将其撑开、擦净，擦拭时，要从前向后擦，女婴的背后容易被尿湿，所以背后应垫得厚一些。

（四）培养婴幼儿良好的大小便习惯

（1）婴幼儿2~3个月大时，成人就可采取一定的姿势，发"嘘嘘"声把尿，发"嗯嗯"声把大便，帮助婴幼儿慢慢形成条件反射；9个月大的婴幼儿可培养坐盆排便，成人扶着婴幼儿用"嗯嗯"声促使其排便，排完即起，坐盆时间不超过5分钟；1岁以后能表示大小便需求，听见"嗯嗯"声就知道朝便盆方向走去，并能坐在便盆上；19个月以后要学习控制大小便；2岁以后培养婴幼儿主动如厕。

（2）运用婴幼儿喜欢模仿的特点，由成人作出示范动作或凭经验抓准婴幼儿"二便"的间隔时间，提前几分钟进行提醒。

（3）使用专为婴幼儿设计的便盆并将其放在固定的地方，便盆要干净，大小合适，坐盆时不要让婴幼儿玩玩具或吃东西。

（4）养成定时排便的习惯，大便最好在早餐前进行，逐步培养婴幼儿一天一次大便的习惯。排尿一般在睡前、醒后、喂食前后，出门前后，不能太勤，如果间隔时间太短，会造成婴幼儿尿频。

（5）排便后，成人帮助婴幼儿擦净屁股，教婴幼儿洗净小手，养成良好的卫生习惯。

三、婴幼儿"三浴"

（一）"三浴"的基本概念

"三浴"包括水浴、空气浴、日光浴。三浴锻炼是婴幼儿保健最基本的方法，具有方便、实用、简单、易操作等特点，科学的三浴可以刺激皮肤，调整内脏的功能，增强婴幼儿的抵抗力。

（二）"三浴"的科学依据

（1）皮肤是人体感觉痛、温、触、压等刺激的感受器，除具备感觉功能外还有防御、排泄、调节体温和吸收功能，其制造维生素 D 的功能更是其他器官不可替代的。婴幼儿期皮肤薄嫩，适应外界能力差，需要加强锻炼，使之适应生长快、新陈代谢旺盛的身体特点。

（2）婴幼儿皮肤内血管丰富，有大量的神经末梢可以感知外界的各种刺激，应多带婴幼儿进行户外活动，利用空气、阳光和水进行"三浴"锻炼，增强其皮肤的抵抗力，使之适应自然环境的变化，减少疾病的发生。

（3）"三浴"可使婴幼儿在与空气、阳光的接触中增强呼吸道黏膜、皮肤及神经系统对寒冷刺激的适应能力。加上一定量的运动和游戏，可达到增加婴幼儿肺活量、促进血液循环、增进食欲、锻炼神经肌肉的协调性、改善体温调节的功能等目的。

（4）"三浴"可以提高婴幼儿神经和血管系统反应的灵敏度，增强体温调节功能，以适应气温变化，增强对寒冷的适应性。同时还可以增强皮肤的呼吸作用，从新鲜空气中吸入较多的氧气，抑制一些细菌的生长，防止感冒。

（三）三浴

1. 水浴

（1）水浴对婴幼儿的益处。水浴是通过温和的水的机械作用对身体进行刺激，达到锻炼的目的。水浴锻炼的好处是通过冷水刺激使皮肤血管收缩，锻炼血管收缩功能及体温中枢的调节功能，增强呼吸系统的功能。用温水擦身刺激比较温和，对体弱婴儿也可以采用。

（2）水浴的方法。

①延时洗澡：1岁以内的婴儿在正常的洗澡时间内可以延长5分钟左右，洗澡水温控制在38℃左右，延时不再继续加热水。

②冷水浴：水温保持在28℃左右，室内温度20~22℃，每次3~5分钟，洗完后立即用毛巾将婴幼儿包好，擦干并进行身体按摩，促进其血液循环，以防生病。

③游泳：夏季在室外游泳是三浴集于一体的最佳形式。

2. 日光浴

（1）日光浴对婴幼儿的益处。日光中的红外线可使人的血管扩张，血液循环加快，新陈代谢增强。紫外线有杀菌的作用，而且可以使皮肤内的7-脱氢胆固醇转化为维生素D，促进婴儿肌体内钙、磷代谢，预防和治疗佝偻病。经常接受日光照射的婴儿还可以减少情感障碍。

（2）日光浴的方法。

①在暖和无风的日子里进行。

②婴幼儿要裸露皮肤，但要避免强烈阳光直射头部，要带上遮阳帽。

③夏天要防止阳光直射伤害眼睛，最好能选择树荫下。

④婴幼儿日光浴的时间：夏天适宜在9：00—11：00和15：00—17：00进行，日光浴时间以3~15分钟为宜；冬天可进行5~10分钟的日光浴。

3. 空气浴

（1）空气浴对婴幼儿的益处。利用空气进行锻炼可以不受地区、季节和物质条件的限制，简便易行而灵活。增加婴幼儿户外活动要到空气新鲜的环境和绿化较好的地方，利用气温与人体体温之间的差异形成刺激，反复作用后引起身体的适应。寒冷的空气可以使交感神经更趋于活跃，促进新陈代谢，增加呼吸系统的抗病能力。

（2）空气浴的方法。

①空气浴适宜在气温 25℃以上的环境下，5~20 分钟不等。

②可根据婴幼儿不同的年龄和自身的状况进行。

③增强户外活动就是一种空气浴，但要到空气新鲜、环境绿化好的地方去。

第四节　婴幼儿卫生

一、个人卫生

（一）保证婴幼儿个人卫生的作用

皮肤具有保护身体不受病毒入侵的屏障作用，还有调节体温、感受刺激、排泄废物等一系列重要功能。搞好婴幼儿个人卫生是保证婴幼儿皮肤正常功能的重要措施。

皮肤排出的汗液、皮脂及皮肤本身脱落的上皮细胞和周围环境中的尘土形成的污垢，是细菌生长繁殖的温床，还能堵塞毛孔，影响皮肤的排泄作用。

要经常为婴幼儿盥洗、清洁个人卫生，逐步培养婴幼儿良好的卫生习惯。

（二）婴幼儿个人卫生的清洁范围

脐带处理、乳痂处理、洗手、洗脸、指甲的修剪、牙齿的清洁、洗头、洗澡等。

（三）婴幼儿个人卫生的清洁方法

1. 脐带处理

新生儿的脐带残端应保持清洁、干燥，残端未脱落前每日可用碘酒消毒，脱落后仍应保持局部干燥。如果脱落，上半身和下半身可分开洗或贴上保护贴洗澡，避免弄湿脐部。

2. 乳痂处理

新生儿头部皮脂腺分泌较旺盛，如不经常清洗，皮脂粘上空气中的尘土，会在头顶结成一层又黑又厚的痂皮，叫乳痂。已形成的乳痂可用熬熟后凉凉的食用植物油焖 24 小时，再用棉棒轻轻擦拭，不要硬揭，以免损伤皮肤引起感染。

3. 洗手

较小的婴幼儿洗手时，可用大团的棉花擦婴幼儿的手指，把手指头轻轻地分开，擦净里面的污垢。

较大的婴幼儿洗手时，先把衣袖卷起，然后淋湿双手，擦点肥皂或洗手液，帮其轻轻揉搓，最后冲洗干净。

4. 洗脸

（1）眼的清洁。用手拧干一支浸在温开水中的消毒棉签，由眼的内侧向外擦拭，然后换一支棉签擦拭另一只眼睛，最后用干净的柔软毛巾或纸巾擦干。

（2）耳的清洁。用拧干的小毛巾擦洗耳朵，注意只擦耳廓和耳朵背面（千万不要去擦耳朵孔里面），每只耳朵用一支干净的棉签拭干，同样不要用棉签擦拭耳朵孔里面。

（3）鼻腔的清洁。天气干燥或室内比较干燥时，有的婴幼儿会因鼻痂堵塞鼻腔而哭闹不安，此时可用消毒棉签饱蘸香油或温水后，滴一滴在婴幼儿鼻腔中，以软化鼻痂使鼻痂排出，有时也可以用温湿棉签轻轻拭卷婴幼儿鼻腔，把鼻痂卷出，棉签切不可过于深入。

5. 指甲的修剪

新生儿因为指甲还没有完全长成，所以除非过长导致抓破皮肤，一般不需要修剪。满月后就该替婴幼儿剪指甲了。修剪时要注意：使用婴幼儿专用的指甲剪，否则容易使婴幼儿感染成人的疾病；为了安全起见，应该在婴幼儿入睡以后替他们修剪指甲；不要剪得太短太贴肉，指甲边缘要剪得圆滑，不能留有尖角，以免损伤皮肤引起感染；及时清除剪下的指甲屑，以免掉落在婴幼儿衣服上或身上，弄伤他们的皮肤。

6. 牙齿的清洁

婴幼儿只有一两颗门牙的时候，可以用婴幼儿牙刷套在手指上，深入婴幼儿的口腔清洁牙齿。到婴幼儿 2 岁左右，可以给他们买专用牙刷让他们自己刷牙。

7. 洗头

洗头时不要脱去婴幼儿的衣服，使婴幼儿仰卧在成人的左前臂上，左手扶住婴幼儿的头，左右拇指和中指从枕后把婴幼儿的两只耳朵的耳廓（耳朵软的地方）压在耳朵眼上，前臂托住婴幼儿的背和腰，用自己的肘臂弯和腰部夹住婴幼儿的下肢。右手用小毛巾把婴幼儿的头发淋湿，将少量婴幼儿洗发水倒在手心并揉出泡沫，涂抹在头发上，轻轻揉搓后用清水冲净，最后用干毛巾吸干头发，并用棉签擦拭耳朵孔（注意不要探入太深）。

8. 洗澡

（1）温度要求。室内温度保持在 28℃左右，洗澡水温度应在 38℃左右。

（2）频率和时间。夏天要天天洗，冬天每周洗 2~3 次。

洗澡时间不宜安排在进餐前后。饥饿时洗澡可诱发婴幼儿低血糖，饭后洗澡前身表皮血管被温水刺激而扩张，较多血液流向体表，脑部和腹部血液相应减少，轻者会影响婴幼儿的消化吸收，重者会发生晕厥。

（3）方法。先脱去婴儿的衣服，试好水温后将婴儿轻轻放进水中，把沐浴露倒在手中，均匀地涂抹在婴儿身上，从上到下，从前到后，为婴儿清洗，然后用清水洗净，不必每次都使用沐浴露，以减少对皮肤的刺激。

洗的顺序：先洗面部，用一块专用小毛巾沾湿，从眼角内侧向外轻拭双眼、嘴、鼻、眼皮、耳后，用左手扶住婴儿头部，用右手顺序洗颈部、前胸、腹部、左右上肢、背部、左右下肢、外阴、臀部，尤其要注意清洗皮肤皱褶处。7~8个月的婴儿可以坐了，可充分享受玩水的乐趣，与此同时进行冲洗。1岁左右的婴儿能主动伸手伸脚进行配合。

洗完后迅速用准备好的浴巾包裹婴儿，以免受凉。先把头发擦干，然后从上身到下身轻轻拍打，吸干水分，不要用力揩擦，以免损伤皮肤。在皮肤皱褶处抹些爽身粉，保持皮肤干燥。冬季气候干燥，洗澡后可在婴幼儿的面部、手、足等处涂抹润肤露。洗澡时要亲切地注视婴儿眼睛，用语言与婴儿沟通，动作要轻柔，让婴儿感到高兴、安全、舒适和愉快。

二、婴幼儿卫生的注意事项

（1）因为婴儿体温调节中枢尚未发育成熟，体温变化易受外界环境的影响，所以要选择能够使新生儿保持正常体温，又耗氧代谢最低的生活环境。适宜的生活环境有利于婴儿的健康成长。在日常生活中，要尽量消除危害婴儿健康的危险因素。

（2）选择婴儿用具要考虑适合其年龄特点。例如，婴儿最好能够睡木板床，有利于婴儿在床上练习抬头、翻身、爬行、站立和行走。

（3）正确选择和购买消毒剂。要购买国家（省级）卫生部门批准，带有卫消字的腐蚀性小的消毒用品。最好是现用现买，避免存放时间过长；消毒液不要放在温度较高或阳光直射的地方。

第四章 婴幼儿保健与护理

第一节 婴幼儿生长发育监测

一、婴幼儿测量概述

婴幼儿生长发育是指与时间有关的体格变化，这种变化可以测量，可用数字来表达。婴幼儿测量学是评价儿童生长发育水平最基本的手段，主要是用测量和观察的方法来描述儿童的体质特征。最重要和常用的指标是身高和体重。此外，代表长度的还有坐高、手长、足长、上肢长、下肢长、大腿长、小腿长等；代表宽度的有肩宽、骨盆宽、胸廓横径、胸廓前后径等；代表围度的有头围、胸围、臀围、大腿围、小腿围、腰围、腹围等；代表营养状况的有皮褶厚度。

（一）婴幼儿测量的内容

监测婴幼儿生长发育指标的常用参数是体重和身长。体重是衡量体格生长的重要指标，其代表身体各器官、系统与体液重量的总和，也是评价婴幼儿营养状况最容易获得的灵敏指标。身长代表头、脊柱和下肢长度的总和。2 岁以内的婴幼儿因站立位测量不易准确，一般采用卧位测量，故称身长。身体质量指数即 BMI＝体重（千克）/身高（米）的平方，单位为千克/平方米。世界卫生组织（WHO）在 2006 年最新婴幼儿生长发育标准中首次引入 BMI 指标，是对婴幼儿发育理念的一大进步。以往是孤立地使用身长及体重来判定婴幼儿是否发育健康，经常使体重较重但实际很健康的婴幼儿（如"小姚明"式的婴幼儿，虽然很重但因为身高也较高，所以是很健康的宝宝，而不能简单地用体重来判定）被误认为肥胖。BMI 为评估体重与身高比例提供了工具，对于监控婴幼儿的肥胖症非常有效。这是评估婴幼儿健康的一个重大革新。

（二）婴幼儿生长监测的间隔时间

半岁以内的婴幼儿可以每月称一次体重，3 个月量一次身长，半岁以后可以隔半年称体重、量身长，对每一次测量的结果都要做记录。

（三）婴幼儿体重、身高正常增长的基本标准

婴幼儿出生时平均体重为 3 000 克；满月时体重应增加 800~1 000 克，3 个月时体重约是出生时的 2 倍；1 岁时的体重应增长为出生时的 3 倍，2 岁时体重增长为出生时的 4 倍；2 岁后到 7~8 岁，体重每年增长值不足 2 千克。一般 1 岁以内的婴幼儿体重可按下列公式粗略估算（出生体重按平均 3 千克算）。

1~6 个月：体重（千克）= 3+0.7×月龄；

7~12 个月：体重（千克）= 7.2+0.4×（月龄−6）= 4.8+0.4×月龄；

2~12 岁：体重（千克）= 8+2×年龄。

体重作为衡量婴幼儿生长发育和营养状况的指标，也是医学上计算婴幼儿用药量的根据。正常情况下，同年龄、同性别婴幼儿的体重存在着个体差异，一般波动不超过 10%。若体重不足，低于标准 15% 以上，应考虑营养不良或其他消耗性慢性病；若体重超过同年龄、同身高婴幼儿正常标准的 20%，可考虑小儿肥胖症。测量体重应在晨起空腹排尿后进行。

婴幼儿出生时身长平均为 50 厘米，1~6 个月内增长 16~17 厘米，平均每月增长 2.5 厘米，

1 岁时身长平均为 75 厘米；第二年平均增长 10 厘米，约为

85 厘米，以后每年递增 5~7.5 厘米。身长是反映骨骼发育的重要指标之一，受遗传、内分泌、营养、运动、疾病等影响，明显的身长异常是疾病的表现，如身长低于同年龄、同性别正常儿的 30%以上，要考虑侏儒症、营养不良等。一般来说，身高受营养的短期影响不显著，但与长期营养状况关系密切。

二、发育监测相关知识

婴幼儿的生长发育可分为两个阶段：从受精卵着床到胎儿娩出为宫内生长发育阶段；从胎儿娩出起到生长发育终止为宫外生长发育阶段。

（一）宫内生长发育阶段及规律

（1）宫内生长发育是婴幼儿生长发育的第一个重要阶段，胎儿处于羊水浸泡的恒温液体中，营养物为高营养液体，由胎盘传递；氧气也由胎盘传递，没有肺呼吸。由于宫内空间有限，胎儿的生长和体重增加有较大的限制。

（2）宫内生长发育的规律：生长速率快，发育、分化、成熟过程易受损伤，营养物需求量大，母体生理、心理健康状况和行为、情绪状态都会影响胎儿发育。

（3）宫内生长发育的监测还不够完善和准确。

（4）影响宫内生长期发育的因素包括纯生物因素及心理、行为和情绪因素。

（5）胎儿发育对婴幼儿的影响。近年来研究认为，胎儿具有一种可通过生理过程或行为模式予以调节的机制，可以保护胎儿发育的能量需要。在这个机制中，脂肪储存起着很大的作用。其中，孕中晚期脂肪储存量的多少对新生儿出生体重的高低有着巨大的影响。如果母亲在孕中晚期不能储存脂肪或储存量极少，对新生儿的出生体重将会产生严重的影响。

（二）宫外生长发育阶段及规律

1. 婴幼儿出生第一个月的生长发育规律

婴幼儿出生后第一个月内体重变化包括 3 种情况：减重、不变和增重。无论母乳喂养或是人工喂养，只要喂养方法得当，质和量适宜，婴幼儿出生后第一周体重增重的比例就较高，而不适宜的喂养将产生不良的结果，造成营养不良或肥胖。

2. 0~7 岁婴幼儿生长发育监测速率

学龄前儿童生长发育监测：婴幼儿出生时一次，新生儿每周一次，1 岁内每月一次，1~2 岁每 3 个月一次，3 岁以后每半年一次。

3. 影响宫外生长发育的主要因素

遗传潜力和环境因素是影响宫外生长发育的主要因素。

（1）环境因素对宫外生长发育的影响是极其重要的、可以充分调控的、有时甚至是决定性的。能够影响生长发育的环境因素包括均衡膳食、自然食物、充分睡眠、适度运动、愉快心情。

（2）儿童生长发育是前后连续的，前一阶段生长发育结果影响后一阶段的生长发育；每一阶段生长发育都与其生长潜力和环境对其的影响有关。

（3）必须从小注意供应婴幼儿的均衡营养，保证充分睡眠，预防和减少疾病，加强户外活动，充分利用机体生长高速率期的潜能，有力地促进婴幼儿的生长发育和提高婴幼儿的健康水平。

三、生长发育监测工作内容

（一）准确测量身高、身长的方法

身高必须准确测量，否则就无法可靠地评价尤其是不能正确计算两次测量时间间隔中婴幼儿的生长速度。测量不正确而引起3~4厘米的误差是非常多见的。采用精确的测量技术和测量工具可以把最小误差控制在3毫米之内，因此，测量儿童身高需要有精确的测量工具和标准的姿势。

2岁以下婴幼儿，由于站立困难而采用卧姿位测量身长。用标准的量床或携带式量板，婴幼儿脱去鞋、袜、帽，仅穿单衣裤仰卧于量床底板中线上，一人用手固定婴幼儿头部，使头顶紧密接触头板；另一人站在婴幼儿右侧，左手握住两膝，使两下肢并拢紧贴量床，右手移动足板使其紧贴双脚足跟，读足板处所示数字。测量时手法要非常熟练、快速，要注意婴幼儿头部不能歪斜，双腿不能离开量板，足底与量板呈直角，否则就会出现测量误差。

2岁以上婴幼儿测立位身高。用立式身高计或固定于墙壁上的立尺。测前脱去鞋、袜、帽，令婴幼儿背靠身高计立柱或墙壁，脚后跟、臀部及两肩同立柱或墙壁接触，取立正姿势，两眼平视，两手自然下垂，足跟靠拢，脚尖分开约45°。测量者将头板轻轻滑下，待板底接触头顶时读数。一般身高出现误差多因站立姿势不符合标准，或因未脱鞋袜，或由于是上下午测量时间不同，一般上午要比下午高1~2厘米。一天内身高的变化是晨起最高，傍晚最低，这是因为一天的活动和体重的压迫，使椎间盘变薄，足弓变浅，脊柱弯曲度增加。

（二）婴幼儿身高的评判——标准差法和百分位法

判断婴幼儿的身高是否正常，首先要将其身高与相同年龄、相同性别的正常健康婴幼儿的身高进行比较。而这个正常的身高被称为标准身高，它是从大数量有代表性的健康婴幼儿的体格测量中计算出来的数字。一般用标准差法和百分位法来评判婴幼儿的生长水平。

1. 标准差法

标准差法是用平均值和标准差作为评价"标准"，凡是身高在平均值加减 1 个标准差范围内的均属于中等，在平均值加 1～2 个标准差范围内的为中上，超过 2 个标准差以上者为上等，属于身材高大；低于平均值减 2 个标准差以下的为下等，属于身材矮小。

2. 百分位法

百分位法是将 100 个人的身高按从小到大的顺序排列，排在第 25 至第 75 位属于中等，在第 75 位至第 97 位为中上等，在第 97 位以上者为上等，在第 25 位至第 3 位为中下等，在第 3 位以下为下等，属于身材矮小。

值得注意的是，用上述标准值只能判断一个婴幼儿身高在人群所处的位置，要确定是否属于异常，还需要考虑家族因素的影响。

注意事项：监测婴幼儿生长发育需要将定期测查得到的同项指标的变化加以比较。

第二节　预防接种

一、预防接种概述

（一）预防接种与计划免疫

预防接种是通过注射或口服药物使婴幼儿获得对一些疾病的特殊抵抗力。

计划免疫是指根据某些传染病的发生规律，将有关疫苗按科学的免疫程序有计划地给人群接种，使人体获得对这些传染病的免疫力，从而达到控制、消灭传染源的目的。

预防接种与计划免疫是免疫预防的两个发展阶段，两者都通过人工免疫的手段来预防和控制所针对的传染病，但计划免疫的范畴远远超过预防接种。预防接种是计划免疫的初级阶段和一个重要的组成部分，计划免疫则是预防接种的发展和完善。长期的实践表明，若要消灭某种传染病，必须制定切实可行的免疫规划和免疫策略，提高接种质量，加强传染病的监测和控制暴发、流行的措施。因此，计划免疫所包括的内容更为广泛、更为明确。

我国计划免疫工作的主要内容是"种五苗防七病"，"五苗"是卡介苗、脊灰疫苗、百白破三联疫苗、麻疹疫苗和乙肝疫苗，"七病"主要是结核病、脊髓灰质炎、百日咳、白喉、破伤风、麻疹和乙型肝炎。1992年国家把乙肝疫苗纳入计划免疫范畴；部分省、区、市还把流行性乙型脑炎、流行性脑脊髓膜炎和流行性腮腺炎等传染病的预防纳入计划免疫管理。

（二）计划免疫程序

免疫程序是指为使机体获得稳定的免疫力，选用适当的疫苗，安排在适当的时间进行免疫接种。主要内容包括接种疫苗的种类及接种的先后次序与要求，分为儿童基础免疫和成人或特殊职业人群、特殊地区需要接种疫苗的程序。本书只简略介绍儿童基础免疫程序。

（1）出生24小时内，接种卡介苗和第一针乙肝疫苗。

（2）1月龄，接种第二针乙肝疫苗。

（3）2月龄，接种（服）第一次脊髓灰质炎疫苗。

（4）3月龄，接种第二次脊髓灰质炎疫苗和第一次百白破疫苗。

（5）4月龄，接种第三次脊髓灰质炎疫苗和第二次百白破疫苗。

（6）5月龄，接种第三次百白破。

（7）6月龄，接种第三针乙肝疫苗。

（8）8月龄，接种麻疹疫苗。

（9）1.5~2岁，进行百白破加强接种。

（10）4岁，复服脊髓灰质炎疫苗。

（11）6岁，复种卡介苗、麻疹疫苗、乙肝疫苗，加强接种白破二联疫苗。

（三）扩大的国家免疫规划方案

2007年国家扩大了计划免疫免费提供的疫苗种类，在原有的"五苗七病"基础上增加了15种传染病，疫苗新增了甲型肝炎疫苗、乙脑疫苗、流脑多糖疫苗、风疹疫苗、腮腺炎疫苗、钩体病疫苗、流行性出血热疫苗和炭疽疫苗。

相关疫苗接种种类及接种细则分别见表4-1和表4-2。

表4-1　计划类疫苗接种种类及接种细则

疫苗种类	接种对象月（年）龄	接种次数	预防疾病种类
卡介苗	出生时	1	肺结核
乙肝疫苗	0、1、6月龄	3	乙型肝炎
脊髓灰质炎疫苗	2、3、4月龄，4周岁	4	脊髓灰质炎
百白破疫苗	3、4、5月龄和8~24月龄	4	百日咳、白喉、破伤风
白破疫苗	6岁和16岁	2	白喉、破伤风
麻疹疫苗	8个月	1	麻疹
麻腮风疫苗	18~24月龄和4岁	2	麻疹、风疹、腮腺炎
乙脑疫苗	8月龄，2周岁	2	流行性乙型脑炎
A群流脑疫苗	6~18月龄	2	流行性脑脊髓膜炎
A＋C群流脑疫苗	3周岁、6岁	2	流行性脑脊髓膜炎
甲肝疫苗	18月龄和2岁	2	甲型肝炎

表4-2　计划外疫苗接种种类及接种细则

疫苗种类	接种对象与接种剂次	预防疾病种类
小儿肺炎球菌结合疫苗（小儿肺炎疫苗）	3~6月龄婴儿推荐接种4剂，7~11月龄接种3剂，12~33月龄幼儿推荐接种2剂，24月龄至5岁儿童接种1剂	肺炎球菌引起的肺炎、脑膜炎、败血症、中耳炎等肺炎球菌疾病

（续表）

疫苗种类	接种对象与接种剂次	预防疾病种类
水痘疫苗	一1~12岁儿童接种1剂，13岁及以上人群接种2剂	水痘
流感疫苗	从未接种过流感疫苗，或前一年仅接种了1剂流感疫苗的6月龄至8岁儿童，建议接种2剂，间隔≥4周；以后每年接种1剂即可；其他人群每年仅需接种1剂。推荐接种时间为9—11月	流行性感冒
b型流感嗜血杆菌疫苗	2~6月龄儿童接种3剂，7~12月龄儿童接种2剂，1~5岁儿童接种1剂	b型流感嗜血杆菌疾病
狂犬病疫苗	于犬类动物咬伤或抓伤后当天、3、7、14和28天共接种5剂	狂犬病
肺炎球菌多糖疫苗	2岁以上高危人群（如65岁以上老年人、慢性疾病患者等）接种1剂	肺炎球菌引起的肺炎、脑膜炎、败血症、中耳炎等肺炎球菌疾病

二、注意事项

预防接种虽然能增强人体的免疫力，有效地预防传染病的发生，但预防接种用的是生物制品，是用微生物或用微生物的代谢产物制成的，这些物质对人体来说是异性蛋白质。由于个体差异，人体对这些生物制品的反应也不相同。有的个体，在接种疫苗后，可引起某些组织或器官发生不良反应。因此，为了防止由于人体差异而导致的异常反应，对预防接种规定了一些禁忌证。

（一）疫苗接种前注意事项

（1）为了保证安全，减少反应，在给婴幼儿进行预防接种前必须全面观察婴幼儿的身体健康状况。如果婴幼儿身体不适，暂时不要进行接种。待婴幼儿身体恢复后，再主动与保健部门联系补种疫苗。

（2）婴幼儿在空腹饥饿时不宜打预防针，以免发生低血糖等严重反应。

（3）打针前要做好婴幼儿的思想工作，消除婴幼儿的紧张心理。

（4）婴幼儿有以下情况时，均不宜注射防疫针：一是对于过敏体质的小儿，如患荨麻疹、支气管哮喘症，有严重的药物过敏史等，接种疫苗后，有可能发生严重过敏反应。二是对有免疫缺陷的孩子，如先天性免疫缺陷病，接种疫苗后，会导致严重后果。三是当孩子与某种传染病的患儿有过密切接触时，正处于该种传染病的潜伏期内，暂不接种疫苗，待潜伏期过后，可以进行补种疫苗。四是对于患有各种急性病的孩子，如流行性感冒、急性肠炎、小儿肠炎等，接种疫苗可能使原来的疾病加重，还可能使疫苗反应加重，故应暂时停止接种。预防接种必须在孩子身体好的时候进行，或待孩子病愈后再进行补种。五是对患有结核病、心脏病、肾病等慢性疾病的孩子，在没有完全恢复健康前，也暂时不做预防接种；遇有低热或者高热者，应先查明原因，积极治疗，退烧后再补种。六是正在接受免疫抑制剂如激素治疗，或需要放疗治疗的孩子不能接种疫苗，因为此时孩子的免疫功能差。

（5）有些孩子不宜接种某种疫苗，如当孩子患有湿疹、化脓性皮肤病和丙种球蛋白缺乏症时，不能接种牛痘，否则会引起湿疹痘和全身性牛痘；有癫痫史、抽风史者不能接种百日咳菌苗、流脑菌苗和乙脑疫苗，因为这类疫苗可能引起抽风，易使旧病复发；与结核病人有过密切接触或结核菌素试验强阳性的孩子，不可以接种卡介苗；对青霉素过敏的孩子，不能接种乙脑疫苗等。

（二）疫苗接种后注意事项

（1）接种完毕，应在接种场所观察 15~30 分钟，无反应再离开医院。孩子打过防疫针以后要避免剧烈活动，对孩子要细心照料，注意观察，如孩子有轻微发热反应，一般1～2天就会好的。

（2）服脊灰糖丸后，半小时内不宜进食热食及哺乳。

（3）接种疫苗后，少数儿童接种后局部会出现红肿、疼痛、发痒或有低热，一般不需特殊处理，如反应加重，应立即请医生诊治。有些疫苗接种后还会出现轻度硬结，可采用热敷的方法加快消散，用温度适宜的干净毛巾，每天热敷3～5次，每次15～20分钟。

（4）接种卡介苗后3～4周，接种处会出现红肿，逐渐形成一个小脓疱，并自行溃破，流出一些分泌物，以后溃破处结成痂皮后自行脱落，留有一小疤痕，这是接种卡介苗后的正常反应，不必惊慌。

（5）打针当天不能给婴幼儿洗澡，要多喝水。如果漏打，应在医生指导下进行补种。

（6）极少数儿童接种后可能出现高热、接种手臂红肿、发热、全身性皮疹等过敏反应以及其他情况，应及时向医务人员咨询，采取相应的措施。

第三节　常见疾病护理

一、婴幼儿常见营养性疾病

婴幼儿营养性疾病是指因体内各种营养素过多或过少，或不平衡引起机体营养过剩或营养缺乏以及营养代谢异常的一类疾病。

学习婴幼儿常见营养性疾病的目的，是通过健康教育、喂养指导和药物治疗等干预措施，对患有营养性疾病的婴幼儿进行管理，及时矫正其营养偏离，促进婴幼儿身心健康成长。

（一）营养不良

1. 评估及分类

营养不良分别以体重/年龄、身长（身高）/年龄和体重/身长（身高）为评估指标，采用标准差法进行评估和分类，测量值低于中位数减 2 个标准差为低体重，表明婴幼儿生长迟缓或消瘦。

2. 查找病因

早产、低出生体重儿或小于胎龄儿；喂养不当，如乳类摄入量不足、未适时或适当地进行食物转换、偏食和挑食等；反复呼吸道感染和腹泻，消化道畸形，内分泌、遗传代谢性疾病及影响生长发育的其他慢性疾病。

3. 干预

对此类婴幼儿要进行喂养指导。采取喂养咨询和膳食调查分析，根据病因、评估分类和膳食分析结果，指导家长为婴幼儿提供满足其恢复正常生长需要的膳食，使能量摄入逐渐达到推荐摄入量的 85%以上，蛋白质和矿物质、维生素摄入达到推荐摄入量的 80%以上。

4. 预防

指导早产/低出生体重儿采用特殊喂养方法，定期评估，积极治疗，可矫治严重先天畸形。及时分析病史，询问婴幼儿生长发育不良的原因，针对原因进行个体化指导；对存在喂养或进食行为问题的婴幼儿，指导家长合理喂养和行为矫治，使婴幼儿体格生长恢复正常速度。对于反复患消化道、呼吸道感染及影响生长发育的慢性疾病婴幼儿应及时治疗。

（二）营养性缺铁性贫血

1. 评估指标

（1）血红蛋白（Hb）降低：6 月龄至 6 岁<110 克/升。海

拔高度对 Hb 值有影响，海拔每升高 1000 米，Hb 上升约 4%。

（2）外周血红细胞呈小细胞低色素性改变：平均红细胞容积（MCV）<80fl，平均红细胞血红蛋白含量（MCH）<27pg，平均红细胞血红蛋白浓度（MCHC）<310 克/升。

（3）有条件的机构可进行铁代谢等进一步检查，以明确诊断。

贫血程度判断：Hb 值 90～109 克/升为轻度，60～89 克/升为中度，小于 60 克/升为重度。

2. 查找病因

（1）早产、双胎或多胎、胎儿失血和妊娠期母亲贫血，导致先天铁储备不足。

（2）未及时添加富含铁的食物，导致铁摄入量不足。

（3）不合理的饮食搭配和胃肠疾病，影响铁的吸收。

（4）生长发育过快，对铁的需要量增大。

（5）长期慢性失血，导致铁丢失过多。

3. 干预

（1）铁剂治疗。贫血婴幼儿可通过口服补充铁剂进行治疗。按元素铁计算补铁剂量，即每日补充元素铁 1～2 毫克/千克，餐间服用，分 2～3 次口服，每日总剂量不超过 30 毫克；可同时口服维生素 C 以促进铁吸收。

（2）一般治疗。合理喂养，给予含铁丰富的食物；也可补充叶酸、维生素 B_{12} 等微量营养素；预防感染性疾病。

（3）病因治疗。根据可能的病因和基础疾病采取相应的措施。

4. 预防

孕妇应加强营养，摄入富含铁的食物。从妊娠第 3 个月开始，按元素铁 60 毫克/天口服补铁，必要时可延续至产后；增加婴幼儿铁储备。早产/低出生体重儿应从 4 周龄开始补铁，剂量为每日 2 毫克/千克元素铁，直至 1 周岁。纯母乳喂养或以母乳喂养为主的足月儿从 4 月龄开始补铁，剂量为每日 1 毫克/千克元素铁；人工喂养婴幼儿应采用铁强化配方奶。婴幼儿注意食物的均衡和营养，多提供富含铁的食物，鼓励进食蔬菜和水果，促进肠道铁吸收，纠正婴幼儿厌食和偏食等不良习惯。在寄生虫感染的高发地区，应在防治贫血的同时进行驱虫治疗。

（三）维生素缺乏症

婴幼儿饮食是被动饮食，如果饮食不合理，膳食不平衡，很容易造成维生素缺乏症，尤其是潜在性缺乏。

1. 维生素 A 缺乏症

主要表现为角膜干燥、软化、夜盲及全身皮肤干燥、脱屑。患上麻疹时维生素 A 消耗过多，容易并发此症。可服用维生素 A 加以预防和治疗。

2. 维生素 B 缺乏症

维生素 B_1 缺乏会引起脚气病，婴幼儿会出现吐奶、腹泻、声音沙哑、心脏肥大、精神淡漠、嗜睡等现象；维生素 B_2 缺乏会引起口角炎、皮炎；维生素 B_6 缺乏会发生痉挛；维生素 B_{12} 缺乏则发生贫血或精神、神经异常。预防 B 族维生素缺乏，除供给相应的维生素，经常食用新鲜蔬菜、蛋类、肉类食物外，米面加工不要过精过细外，还要适当供给粗糙米面类食物。

3. 维生素 C 缺乏症

婴幼儿缺乏维生素 C，会出现牙龈肿胀、出血，手脚关节水肿、疼痛、麻痹、假性瘫痪等，供给维生素 C 或多吃含维生素 C 较多的水果、蔬菜能有效预防。

（四）维生素过多症

这里的维生素主要指脂溶性维生素，如维生素 A、维生素 D、维生素 K，因其能在体内蓄积，过多时就可导致中毒。

1. 维生素 A 过多症

大量服用维生素 A，数小时就会出现颅内压增高症，表现为头痛、呕吐、嗜睡、复视等，一般 1~2 天后症状消失。长期过量服用维生素 A，会表现为食欲不振、手脚肿胀、脱毛、肝肿大等慢性症状。婴幼儿维生素 A 中毒量个体差异较大，婴幼儿日剂量超过 90 毫克（30 万单位）就会发生急性中毒。常见的原因是误服或口服鱼肝油剂量过大。若发现维生素 A 过多症，应立即停止服用，症状就会逐渐消失。

2. 维生素 D 过多症

长期过量服用维生素 D，就会发生中毒。主要症状是血中钙质增高、食欲不振、体重停止增长、喝水多、便秘，从 X 光片上可见骨端有大量的钙质沉积现象。一旦发生维生素 D 中毒，应立即停服维生素 D 剂和钙剂，避免日光照射，纠正脱水酸中毒。

预防佝偻病时，避免大剂量肌注维生素 D；治疗佝偻病时，应尽量避免大剂量突击治疗；防止孩子误服。

（五）佝偻病

佝偻病是一种婴幼儿常见的营养缺乏性疾病，由于维生素 D 不足，引起体内钙、磷代谢紊乱和骨骼发育异常，严重影响婴幼儿健康。3 岁以下婴幼儿为防治对象，人工喂养的婴幼儿，尤其是胎龄较小的早产儿较容易发病。

1. 病因

日照不足，缺乏维生素 D，使钙、磷的吸收和利用受到影响；儿童生长快，需要维生素 D 量增加，引发骨骼发育障碍。

2. 症状

一般症状（没有骨骼上的变化）多发生于佝偻病早期：睡眠不安，夜间常惊醒哭吵；多汗，与气候冷暖关系不大，因头部多汗发痒，患儿在枕头上蹭痒，致枕部头发脱落，称枕秃；运动功能发育迟缓，出牙迟。

骨骼改变（激期）。佝偻病进一步发展就会在骨骼上出现改变：方颅，颅骨呈方形，显得头大脸小；前囟晚闭，1岁半尚未闭合；串珠肋，肋骨上距胸骨几厘米处，有钝圆形的隆起，前胸靠下的几根肋骨比较明显。隆起自上到下呈一串珠子样，故称串珠肋；鸡胸，胸骨向前突出，胸廓变窄；下肢弯曲，小儿会站、走以后，下肢可出现弯曲，呈"O"形或"X"形，影响步态；脊柱后凸或侧弯。

动作发育迟缓，由于肌肉、韧带松弛，坐、站、走均较正常小儿迟缓。

大脑皮质兴奋性降低，条件反射形成迟缓，语言发展较晚。

3. 预防

（1）多在户外活动，接受阳光中紫外线的照射。

（2）提倡母乳喂养，并及时添加蛋黄、肝等辅食，从中获得一部分维生素 D。

（3）北方因冬季寒冷漫长，小儿出生后两周可开始服用鱼肝油。

诊断佝偻病主要依据病史（出生及发病季节，有无缺乏日照和服用维生素 D 史）、症状、体征，其中以体征为主要诊断指标，并按指标的主次、多少和严重程度进行综合判定。

提倡对出生 4 个月内的婴幼儿进行母乳喂养，从 4~6 个月开始及时添加泥糊状食品，补充富有维生素 D、钙、磷及蛋白质等的营养物质，如蛋黄（100 克含维生素 D 250 单位）、肝类、鱼类、鱼子类等。人工喂养的婴幼儿，尽量食用配方奶或维生素 AD 强化奶。

一般食物及牛奶中所含的钙是能够满足身体需要的，但是必须有足够的维生素 D，钙才能被吸收。所以为了预防佝偻病，婴儿从出生后 2~3 周就要开始补充维生素 D，早产儿和多胞胎儿出生时体内储钙不足，应从出生后 2 周开始补充钙和维生素 D。

注意：维生素 D 的补充量每日宜为 400 国际单位。

（六）单纯性肥胖症

1. 病因

脂肪或糖类摄入过多，营养过剩，而又缺乏适宜的体育锻炼，使摄入的热量超过消耗量，剩余的热量转化成脂肪堆积在体内引起肥胖。

2. 单纯性肥胖症的表现

全身脂肪组织过度增加、堆积；有氧能力和运动能力下降；行为偏差表现为过度进食、偏食、挑食、过度偏嗜高热量食物；不喜欢体力活动，喜静坐式生活方式，人际交流少。

3. 单纯性肥胖症的危害

单纯性肥胖症对婴幼儿心血管、呼吸功能将产生长期慢性（有时是不可逆）的损伤，迟滞婴幼儿的有氧能力发育，提前动用心肺储备功能，降低体制和健康水平，阻碍心理行为发展，压抑潜能发育。除此之外，还会造成婴幼儿难以克服的心理行为损伤，使婴幼儿的自尊心、自信心受到严重损伤，压抑婴幼儿潜能发育，对婴幼儿的性格塑造、气质培养、习惯养成造成破坏性的负面影响。

婴幼儿单纯性肥胖症是成人期肥胖和心脑血管疾病、糖尿病、代谢综合征的重要危险因素。

4. 对脂肪组织进行测量的方法

建议使用身高和体重法进行测量。超过标准体重 10%为超重，20%~30%称为轻度肥胖，超过 40%为过度肥胖。

5. 单纯性肥胖症的预防

单纯性肥胖症一般通过控制饮食和增加运动进行预防。

（1）加强以运动为主的锻炼。以行为矫正为关键技术，将饮食调整和健康教育贯穿始终，以家庭为单位，以日常生活为控制场所；由家长、医务人员共同设计综合方案。

（2）控制饮食的措施。强调母乳喂养，人工喂养时要按婴幼儿实际需要进行适度喂养，3个月内避免喂固体食物，4个月时合理地添加辅食；1岁以内维持正常体重，避免摄入过量热能，多吃水果蔬菜、粗粮制品；指导家长科学合理地安排膳食，养成婴幼儿良好的生活习惯和进食习惯。例如，多食芹菜、萝卜、黄瓜、番茄等含纤维素或非精细加工的食物，少食或不食巧克力、冰淇淋等高热量、高脂肪食物；少食或不食油炸食物、西式快餐或甜食。口渴时尽量喝白开水。纠正婴幼儿不良的饮食习惯，如经常吃零食，睡前吃东西等，进食速度不要过快，吃饭时要细嚼慢咽、小口进食，吃饭时间不要过长，家长也不要把喂食作为奖励或惩罚的手段。

注意事项：保证婴幼儿正常生长发育的营养需要；运动要循序渐进，不要操之过急；忌服任何减肥食品、减肥药品和减肥饮品。

二、婴幼儿常见其他疾病

（一）湿疹

湿疹是婴幼儿的一种常见病，多在婴儿出生后6个月左右时发生，随着年龄的增长和免疫力的增强将逐渐好转。

1. 发生湿疹的原因

大多数是婴幼儿已有先天性敏感体质，再遇到敏感物质刺激诱发而成。容易引起婴幼儿敏感的刺激物大多是食物，也包括化学物。母乳可以帮助预防湿疹。

2. 湿疹的主要表现

湿疹的表现主要是瘙痒，形态有多种，如红肿、脱皮、破损，发疹部位常见于下巴、关节屈位凹陷处。湿疹对婴幼儿的健康影响很大，除了积极的治疗外，家庭护理也很重要。

3. 湿疹的预防与护理

得了湿疹以后，总的护理原则是：找出原因，对症治疗，合理喂养，精心护理。

一般说来，先要观察有没有食物过敏，特别是牛奶、母乳或鸡蛋白等动物蛋白的过敏；其次，母亲吃鱼、虾、蟹、鸡等，也可通过母乳传给婴幼儿，在吃这些动物性食品后，应观察婴幼儿的皮肤病是否加重，如果与上述情况有关，应改变喂养方法，如母乳过敏则改用牛奶，牛奶过敏则改用母乳，或在喂奶期间母亲不吃鱼、虾、蟹等食物。与此同时要及时治疗婴幼儿的消化不良、大便秘结和腹泻等。易过敏物质还包括粉尘、洗洁精、肥皂、洗发水等，洗浴宜选用婴儿专用品。

婴幼儿的皮肤比较柔嫩，抵抗力较差，婴幼儿衣服宜用纯棉制品，宽松透气，保持皮肤干燥；得了湿疹，要保持局部清洁，避免感染；渗水结痂时，不要用热水肥皂擦洗，免得渗液越来越多，结痂越来越厚，应该用植物油轻轻涂擦，不要强行把痂皮剥下。

常用的内用药有苯海拉明糖浆、复合维生素 B、维生素 C 等，有继发感染时还要加用抗生素。

外用药要视皮肤病变状态而定，出水糜烂或红肿时，用2%硼酸水液或0.1雷佛奴水溶液湿敷，渗液与糜烂消失后，外用皮质类固醇激素制剂，如湿疹霜、祛湿油、肤轻松霜等。

婴幼儿湿疹发作期间不要进行预防接种，也不要接触其他病人。

（二）水痘

1. 病因

水痘是由水痘—带状疱疹病毒初次感染引起的急性传染病，

传染率很高，从婴儿到成人都可能感染；一般 1 岁以下较为少见，3~4 岁是水痘的高危期，以发热及成批出现周身性红色斑丘疹、疱疹、痂疹为特征；冬、春两季多发，其传染力强，接触或飞沫均可传染；易感儿发病率可达 95% 以上，学龄前儿童多见；临床以皮肤黏膜分批出现斑丘疹、水疱和结痂，而且各期皮疹同时存在为特点。该病为自限性疾病，病后可获得终身免疫，也可在多年后感染复发而出现带状疱疹。

2. 主要表现

婴幼儿受传染后病毒会潜伏两个星期才发病，通常第一天长出点状小粒，慢慢变成水泡，有的伴有发烧症状。水痘分期分批地长出，此起彼伏，为期 8~10 天，最后就会结痂，基本上不会留下疤痕。

3. 水痘的预防和护理

水痘不是必须得的病，注射疫苗有良好的预防效果，有关事项应向当地卫生防疫部门进行咨询。

水痘可引发脑炎、肠胃炎等并发症（较少见）。如有病毒潜伏在体内神经系统末稍，在遇到大病或不良环境时发作，会出现带状疱疹。

如若婴幼儿患水痘，应多休息、多喝水，食物宜清淡，保持肠胃通畅，保持皮肤清洁健康，勤洗澡、勤换衣服，剪短指甲，引导婴幼儿不要用手搔抓；抓破后会留下疤痕，影响容貌，还可能引起溃疡或细菌感染。不要外出，以免传染给别人。

注意事项：不要涂抹肤轻松类外用药膏；如果水痘继发感染，要及时去医院治疗。

（三）腹痛

婴幼儿腹痛是相当常见的疾病。如疼痛剧烈，婴幼儿哭闹不止，过一会儿又完好如初，可能是得了肠道痉挛，痉挛解除，疼痛即刻缓解。

所谓肠痉挛，就是肠道上的平滑肌强烈收缩引起的疼痛。疼痛多在肚脐周围，有时伴有恶心、呕吐。腹痛常突然发作，持续大约10分钟，时痛时止，但此时孩子腹部柔软，不胀，摸不到包块，甚至痛处也不固定。小肠痉挛多是一些诱发因素引起的，如患儿对牛奶或某些食物过敏，暴饮暴食，大量冷饮，消化不良，肠蛔虫钻动等，这些诱因刺激肠壁上的迷走神经，由于迷走神经兴奋，引起肠壁平滑肌痉挛性收缩，肠蠕动增强，腹痛发作。经过一段时间缓解后，可重复发作，故腹痛呈阵发性或间歇性发作。

对小儿肠痉挛的治疗主要以解痉止痛为主，同时要查明诱因。可用热水袋进行热敷，对胃肠道痉挛引起的胃肠绞痛，特别是因受寒、饭食过多引起的胃部胀痛有效，能够缓解胃肠痉挛，减轻疼痛。经医生诊断后可服解痉药颠茄片，严重者注射阿托品。有肠蛔虫者驱虫；对牛奶过敏者，改用豆浆代乳品；有消化不良者，减少饭量，吃消食山楂片。

引起婴幼儿腹痛的原因很多，如肠虫症、急性阑尾炎、肠套叠都可引起疼痛。鉴于婴幼儿腹痛病因比较复杂，婴幼儿又缺乏一定的表达能力，所以不要以疼痛的程度来推测病情，更不要盲目动手按揉腹部，最好的办法是立即送医院就医。

（四）呕吐

新生儿呕吐的原因是多种多样的。首先要搞清楚引起呕吐的原因，针对不同的原因进行不同的处理。最多见的是由于喂养不当而出现的漾奶或呕吐，对此要用科学方法喂养和加强护理。

用奶瓶喂奶时要注意奶嘴眼不要过大，防止吸奶过急、过冲；喂奶次数不要过多，喂奶量也不宜过大；喂奶前不要让婴幼儿过于哭闹，不要使婴幼儿吸吮带眼的假奶嘴；喂奶时要使奶瓶中的奶水充满奶嘴，这样可以防止婴幼儿胃内吸入过多的空气而导致呕吐。

喂奶后不要过早地翻动婴幼儿，最好把婴幼儿竖抱起来，轻轻拍打背部，打出几个"饱嗝"再放回床上，或将他的床头抬高一些，形成侧位睡姿，以防呕吐时发生窒息或引起吸入性肺炎。

生理性呕吐一般会随着婴幼儿月龄的增长和胃肠功能的逐渐完善而慢慢好转。如果婴幼儿出生后24小时就开始呕吐，或吃后就吐，量较多，甚至呈喷射状，除呕吐外伴有其他异常的体征症状，这往往是因生病引起的呕吐（病理性呕吐），应及早送到医院进行治疗。

（五）夜惊

婴幼儿夜惊时会出现抽搐、尖叫、在床上翻来滚去或跑着大声喊叫、瞪眼等症状。

婴幼儿夜惊的护理：发生夜惊后可以将婴幼儿抱在怀里，轻轻地抚慰，可用冷手帕擦脸，让婴幼儿尽快清醒过来，使之得到必要的安慰；帮助婴幼儿调整睡眠时间，养成按时作息的习惯，以获得充分的休息。

夜惊有时也是婴幼儿神经系统异常的一种表现，如果婴幼儿夜惊比较频繁，可以请医生进行检查，服用一些药物来缓解症状。

（六）鼻出血

当婴幼儿鼻子出血时，可指导婴幼儿低头止血，以免发生意外。因为鼻出血多发生在鼻腔前方，如果抬头，血就会流到鼻腔后方、口腔、气管甚至肺部，轻者可能引起气管炎、肺炎，重者可导致气管堵塞，呼吸困难，甚至危及生命。如果把血都咽下去，还可能会引起胃部不适或疼痛。同时，医生也无法估计出血量，不利于治疗。所以，当婴幼儿出鼻血时，应用手指捏住婴幼儿鼻翼两侧，4~8分钟即可止血。

如果经常出血，并伴有其他症状，如发热、鼻塞，要及时到医院检查，排除患血液性疾病的可能。

（七）急性上呼吸道感染

急性上呼吸道感染简称上感，是小儿最常见的疾病，主要指鼻、鼻咽和咽部的急性感染，大多是由病毒引起的，如合胞病毒、流感病毒、副流感病毒、腺病毒、鼻病毒、柯萨奇病毒等，也可继发细菌感染。婴幼儿时期，由于上呼吸道的解剖生理和免疫特点，易患呼吸道感染，若患有维生素 D 缺乏性佝偻病、营养不良、贫血等病，或环境因素及护理不当，则往往容易诱发急性上呼吸道感染。

1. 临床表现

婴幼儿局部症状不显著而全身症状重，年长儿症状较轻。轻症主要是鼻咽部症状，出现流涕、鼻塞、喷嚏、咽部不适、轻咳与不同程度的发热，重者畏寒、高热、头痛、乏力。婴幼儿可伴有呕吐、腹泻、腹痛、烦躁，甚至高热惊厥。体检可见咽部充血，扁桃体肿大，颌下淋巴结肿大、触痛。部分患儿出现不同形态皮疹。

2. 护理措施

婴幼儿感冒有发烧咳嗽症状时，应以服用清热解毒、止咳化痰的中药为主；如果还合并了细菌感染，可以在医生指导下服用抗生素。吃药后高烧不退，可采取物理降温的方法，用冷手帕冷敷颈部两侧、大腿根部、双腋窝部，或用温水洗澡、头枕凉水袋等。护理中还要注意观察婴幼儿的精神、面色、呼吸次数、体温变化。

休息环境要安静、舒适，注意保持室内空气新鲜，上、下午开窗通风各一次，每次 15 分钟；避免对流风；湿度和温度适宜，防止过热和过分干燥，以利于炎症的吸收，减少继发性感染；让婴幼儿减少活动，注意休息。发热时应卧床休息，多饮开水，加速排泄；保持鼻咽部通畅，及时清除分泌物；保持鼻孔周围皮肤清洁，用油类涂抹鼻翼部的黏膜及鼻下皮肤，以减少分泌物的刺激；保持口腔清洁，防止口腔炎、溃疡的发生，每天用生理盐水漱口1~2次，经常喂些温开水，以清洁口腔；克服鼻塞或用口呼吸引起的口腔黏膜干燥，必要时可以涂点香油在口唇上。

饮食以流食、半流食为好，如果用奶瓶吃奶易呛咳，可以用小勺喂；婴幼儿食欲不好或呕吐，可以适当增加喂奶的次数，每次量少一点；菜汁和蔬菜水含维生素和矿物质，对疾病恢复有好处。

（八）腮腺炎

腮腺位于两侧面颊近耳垂处，腮腺肿大以耳垂为中心，可以一侧或两侧。最常见的为感染引起的腮腺炎，多见于细菌性和病毒性。细菌性腮腺炎主要表现为发热，腮腺局部红、肿、热、痛，白细胞计数增多，病变进入化脓期，挤压腮腺可见脓液自导管口流出。病毒性腮腺炎是最常见的流行性腮腺炎，此外，还可见其他病毒感染引起的腮腺炎。流行性腮腺炎是由腮腺病毒感染引起的呼吸道传染病。

腮腺炎主要发生在冬季、春季。开始发病时出现头疼、发热、呕吐等症状，1~2天后出现腮腺肿胀。流行性腮腺炎容易并发脑膜炎，一般在腮腺肿胀一周左右出现症状，表现为高热、头痛、呕吐、颈部强直等，还可并发肾炎、胰腺炎。

腮腺炎的护理主要是合理安排患儿的生活，减少并发症的发生。注意休息，直到腮腺肿大完全消失为止。要掌握婴儿体温、呼吸的变化，如果出现高烧、烦躁等，应及时去医院治疗；因为患病婴儿吞咽困难，所以最好吃流质或半流质的食物，并要注意营养，以利于身体恢复健康；不要吃酸、辣等刺激性的食品，以免使腮腺分泌物增多，肿痛加剧。保持口腔清洁，每天用盐水或复方硼酸液漱口，清除口腔内的食物残渣，防止发生继发性感染；在医生指导下服药，可以将清热解毒、止痛消肿的中药涂敷在外部肿胀处，也可把紫金锭、金黄散等用醋或浓茶水调成糊状后外敷。

注意事项：根据患病婴幼儿的具体情况确定，如果情形严重马上送医院治疗。

（九）高热惊厥

小儿惊厥俗称抽风，是小儿最常见的急症之一。主要表现为全身或局部的肌肉发生自己不能控制的收缩，同时可有意识障碍。引起小儿惊厥的原因很多，比较常见的是感染了细菌、病毒，如上感、肺炎、百日咳、伤寒、痢疾等。这些疾病除可使小儿中毒而发生惊厥外，还因为其会引发高烧而引起惊厥，称热惊厥。这种惊厥多在发烧时发生，时间较短，惊厥停止人便清醒，热退惊厥便停止，也可反复发作，一发烧便产生惊厥。这种惊厥多发生在 6 岁以内小儿。

当婴幼儿发生高热惊厥时，家长和育婴师要保持镇静，应迅速将婴幼儿抱到床上，使之平卧，解开衣扣、衣领、裤带，采用物理方法降温。对 39℃ 以上高热的婴幼儿，可用 75% 的酒精对一半水，用纱布蘸着擦颈部、腋下、大腿根部及四肢等处，帮助降温。

用手指掐人中穴（人中穴位于鼻唇沟上 1/3 与 2/3 交界处），将患儿头偏向一侧，以免痰液吸入气管引起窒息；用裹布的筷子或小木片塞在患儿的上下牙之间，以免咬伤舌头并保障通气。

婴幼儿抽风时，不能喂水、进食，以免误入气管发生窒息，引起肺炎。家庭处理的同时最好先就近治疗，注射镇静剂及退烧针控制抽风，否则会引起脑缺氧，造成脑水肿，影响智力发育甚至死亡。

当体温在 38℃ 以下时，一般不需处理。处理发热时，严禁吃退热片、阿司匹林和 APC 等退热药品。此类药品服用不当可引起婴幼儿贫血、便血、吐血、肚脐出血甚至脑内出血。

注意事项：体温下降后去除降温措施。每隔 2 小时喂 5～10 毫升白开水或白糖水，一般 24 小时内就可退热。婴幼儿高烧后易发生便秘，可用肥皂条沾水塞入肛门，不能乱服泻药。

（十）秋季腹泻

秋季腹泻多数由轮状病毒感染所致，多发于每年的 9—11 月，发病高峰在秋季，故名婴儿秋季腹泻。因为婴幼儿胃肠功能较弱，胃液及消化液相对较少，胃肠道的抵抗力差，所以很容易感染此类病毒。

秋季腹泻的初期症状会出现感冒、呕吐的现象，后出现腹泻的情况。症状为大便次数多、量多、水分多，黄色水样或蛋花样便，带少量黏液，无腥臭味。

预防是关键，但如果得了秋季腹泻，做好护理也是特别重要的。

腹泻患者因大便稀且次数多，水分的流失特别严重，所以预防脱水特别重要。要做好补水工作，可以在孩子的饮用水中加点儿盐，或从药店买口服补液盐喝。

腹泻的患者饮食要清淡，不要吃油腻的食物以免增加肠胃的负担；可以给孩子吃容易消化的小米粥、面食等。母乳喂养的孩子适当延长喂养的间隔时间。

可用暖水袋在孩子的脐部和臀部热敷，以缓解孩子的疼痛感。不要用卫生纸大力擦孩子的屁股，可用温水清洗后抹护臀霜。

出现脱水症状，要及时就医。

（十一）百日咳

百日咳是一种由百日咳杆菌引起的呼吸道疾病，多流行于冬、春季。

1. 主要症状

百日咳的特征为阵发性痉挛性咳嗽，伴有特殊的吸气吼声，病程较长，可达数周甚至 3 个月左右，因此具有百日咳之称。

2. 预防与护理

（1）发现百日咳病儿，要及时隔离 4~6 周。在集体儿童单位发现病儿，应将居室消毒通风；在家中最好让孩子单独居住一个房间或一个角落；防止不良刺激，如风、烟、劳累、精神紧张等。

（2）病儿居室要保持空气新鲜，但又要防止感受风寒，衣被勤洗晒，保持清洁。发病后，病儿要注意休息，保证睡眠，对夜间咳嗽影响睡眠的孩子，可酌情给予镇静药。

（3）注意饮食调节，要保证每天的热量、液体量、维生素等营养素的供给。特别是咳嗽呕吐影响进食的病儿，食物要求干、软、易消化。做到少量多餐，随时补充。忌食生冷、辛辣、油腻等食品。

（4）及时排痰，防止呼吸暂停。可以给予一些能稀释痰液的药物，以便痰液咳出，但咳嗽反应重及小婴儿不宜应用，严重的痰涎阻塞，要用吸痰器将分泌物吸出。

（十二）哮喘

婴幼儿哮喘是下呼吸道疾病的常见症状，哮喘是由于细支气管的炎症，黏膜充血、水肿、黏液分泌增加、黏液栓塞使气道狭窄所致，婴幼儿排痰困难，因此在患下呼吸道疾病时，咳嗽与喘息常同时存在。

大多数婴幼儿哮喘的发作和呼吸道病毒性感染相关，最常见的病毒有鼻病毒、冠状病毒、呼吸道合胞病毒、流感病毒以及副流感病毒等。另外，遗传因素，尘螨、真菌、花粉等室内外过敏源，空气污染、烟雾、精神因素等也可诱发哮喘。

哮喘患儿的护理：

（1）忌与冷空气接触，冷空气可刺激呼吸道黏膜，致气管痉挛，诱发哮喘，因此要尽量避免与强冷空气接触。

（2）忌上呼吸道感染，冬季预防上呼吸道感染是减少哮喘复发的关键。

（3）避免室内吸烟和喷杀虫剂。

（4）忌接触过敏源，哮喘患儿慎穿毛衣，慎食虾蟹海鲜，忌与花粉接触。

（5）忌剧烈活动和情绪激动。

（十三）轻度肺炎

肺炎是小儿最常见的一种呼吸道疾病，四季均易发生，3岁以内的婴幼儿在冬、春季节易患肺炎。如治疗不彻底，易反复发作，引起多种重症并发症，影响孩子发育。肺炎表现为发热、咳嗽、气促、呼吸困难，也有不发热而咳喘重者。小儿肺炎有典型症状，也有不典型的，新生儿肺炎尤其不典型。由细菌和病毒引起的肺炎最为多见。

婴幼儿患轻度肺炎，除了积极配合医生的治疗外，精心护理也至关重要。

（1）居室要保持安静，以利于婴幼儿充分休息。良好的休息可以减少患儿体内能量的消耗，保护心肺功能和减少并发症的发生。

（2）让婴幼儿枕高一点的枕头或呈半躺半坐姿势，经常翻身拍背或交换体位有利于减轻患儿肺部淤血。恢复期可适当参加户外活动，以促进肺部炎症的吸收。

（3）营养与喂养。患儿因在患病过程中发热等消耗增加，消化功能受到影响，所以应多吃易消化而富有营养的食品，保证足够的营养供给。如果出现呼吸困难，边吃边喘，可少量多餐，不要让食物呛入气管。咳嗽时应暂停喂食，以免引起窒息，同时应多喝水，以助痰液稀释。

护理期间要密切观察病情的变化，患儿出现气急、口唇青紫等异常表现时应及时送医进一步治疗。

（十四）尿布疹

尿布疹是指在新生儿的肛门附近、臀部、会阴部等处皮肤发红，有散在的斑丘疹或疱疹，又称尿布皮炎、新生儿红臀。

1. 病因

尿布疹是由于尿布更换不勤或洗涤不干净，长时间接触、刺激婴儿皮肤，或尿布质地较硬，发生局部摩擦而引起。继发细菌或真菌感染后会加重。

2. 临床表现

在尿布部位发生边界清楚的大片红斑、丘疹或糜烂渗液，甚至继发细菌或念珠菌感染。严重者，特别是营养不良的慢性腹泻婴儿，可发生皮肤溃疡。

3. 护理

针对不同原因引起的尿布疹对症治疗与护理。粪便引起的尿布疹，皮肤会红一整片，好像烧坏了的皮肤。可购买保护皮肤的药膏或尿布疹药膏，涂抹在患处。真菌引起的尿布疹，先会出现病毒引起的尿布疹症状，然后出现稀疏的红点，在发红的皮肤上散布红点。细菌引起的尿布疹，皮肤会变红，破损，有细小的溃疡。由真菌和细菌引起的尿布疹需要医生给予合适的含有抗生素或抗癣的药膏。

平时注意婴幼儿屁股的清洁，大小便后及时换尿布，不要给大小便产生粪毒的时间。

第五章　婴幼儿教育实施

0~3岁是人的体格和神经、心理发育最快的时期，已经具备了接受教育的基础和条件。人的动作能力、认知能力、语言、思维和社会行为都需要在良好的教育环境中才能得到发展。

教育的目的是帮助婴幼儿提高"适应环境的本领和驾驭环境的能力"。根据《育婴员国家职业标准》，从事育婴职业的人员必须经过专业培训，在婴幼儿教育方面掌握以下内容：掌握对婴幼儿进行大动作训练和精细动作训练的方法；掌握对婴幼儿进行认知能力训练的方法；掌握对婴幼儿进行语言训练的方法；掌握培养婴幼儿生活自理能力的方法；掌握培养婴幼儿社会交往能力的方法；掌握培养婴幼儿良好的情绪的方法；掌握实施个别化教学计划的知识与方法；掌握实施一对一的个别化教学计划的步骤和实施团体教学计划的步骤。

本章根据育婴师《理论知识鉴定要素细目表》要求，对"婴幼儿教育"部分的理论知识重点或难点内容进行解释与说明，给出涉及的关键概念、步骤、操作等。

第一节　动作技能训练

0~3岁婴幼儿是运动能力产生和发展的重要时期，发展动作技能对于婴幼儿的身心发展具有重要意义。0~3岁婴幼儿的动作技能主要包括大动作和精细动作两个方面，各方面动作的发展具有不同的关键期。

一、大动作

（一）婴幼儿大动作发展的关键期

3~4 个月是学习翻身的关键期；7~8 个月是学习爬行的关键期；10~11 个月是婴幼儿学习独自站立的关键期；11~12 个月是婴幼儿学习独自行走的关键期；24~25 个月是婴幼儿单腿站立的关键期；32~33 个月是婴幼儿单脚跳跃的关键期；36~37 个月是婴幼儿控制物体平衡的关键期。

（二）大动作技能训练

1. 学习目标

大动作练习的培养目标：学会抬头、翻身；学会四肢协调爬行；学会直立和行走；学会跑；学会跳跃；学会攀登；学会玩球类游戏。

2. 相关知识

（1）粗大动作练习的意义。

①婴幼儿粗大动作技能训练能促进身体的生长发育、智力发展、社会行为培养。

②大动作技能训练是婴幼儿大脑成熟的催化剂。

③大动作技能训练能增强其体质和体能。

④大动作技能训练有利于培养婴幼儿的毅力、胆量、自信心、自控能力和良好个性。

⑤大动作技能训练可以增加婴幼儿与同伴交往的机会，促进其更快地从自然属性向社会属性发展。

（2）粗大动作练习的原则。

①循序渐进的原则。婴幼儿动作发展的顺序是抬头→坐→站→走，在练习动作时应遵循动作发展程度有序进行。

②适宜性原则。婴幼儿处于发育阶段，精力有限，练习时间不宜很长，一般新生儿一次练习 10 分钟，以后逐渐增加；婴

幼儿期一次最多练习 20~30 分钟。

③趣味性原则。不可单纯机械地练习某一动作，要以玩具吸引、成人带动、同伴感染等方式，在快乐的氛围中进行。

（3）粗大动作训练时的注意事项。

①粗大动作练习时要注意上下肢应同时受到刺激。

②粗大动作练习时要随时用表情和语言与婴幼儿进行沟通。

③粗大动作练习时应做到时间短、次数多。

④粗大动作练习时要做到循序渐进、动静交替、繁简搭配。

（4）粗大动作评价的原则。

①把握评价的客观性。

②注意测评结果的科学性。

③提出教育建议的针对性。

3. 工作内容

（1）坐与爬。

①坐。

6 个月有依靠地初步坐立：拉其手能从仰卧位坐起，双手前撑着坐，在婴儿车或有围栏的椅子上坐（依靠坐）。

7 个月可独坐，但有时需要两手向前支撑（支撑坐）。

8 个月可独坐，但不太稳定（独坐不稳定）。

9 个月稳坐，身体往前倾斜时能保持平衡，不跌倒（稳坐平衡）。

10~11 个月稳坐，能改变方向（改变方向）。

12 个月坐立时能左右旋转取物不跌倒（旋转取物）。

②爬。

婴幼儿爬行能力的发展要经过 3 个阶段：抵足爬行、手膝爬行（8~12 个月）、手足爬行（1 岁左右）。

具体如下：3~4 个月用肘支撑上身翘起数分钟；7~9 个月用手支撑身体离开床面，有时能原地转；8~9 个月上肢可前爬；

1岁手膝并用爬行；1.5岁会爬台阶。

③爬行训练。

A. 上肢练习

适宜年龄：1~6个月。

练习次数：每日3~4次。

单臂支撑练习：婴幼儿学会抬头后，在其俯卧时用玩具在一侧手臂上方逗引他抓玩具，借此瞬间练习单臂支撑体重的动作，两臂可轮流练习。

双手交叉练习：婴幼儿俯卧在床上，保育人员两手掌向下，与婴幼儿手掌合在一起，在前面挂一个醒目的玩具，然后交叉移动手掌，带婴幼儿两臂前后运动。

B. 下肢练习

适宜年龄：6~12个月。

练习次数：每日3~4次。

练习跪：将婴幼儿跪抱在保育人员大腿上，面部朝一个方向，或保育人员仰卧，婴幼儿跪在身体的一侧，手扶保育人员身体，然后和婴幼儿一起看画报、玩玩具，锻炼婴幼儿膝部支撑力量。

两腿交叉练习：在婴幼儿腹下垫一个软垫或枕头，呈俯卧位，保育人员两手抓住婴幼儿脚踝部位，做前后弯曲的动作，可交叉进行练习。

四肢协调爬行练习：让婴幼儿手、膝着地，腹部离开床面，四肢协调爬行练习。如果腹部不能离开床面或不能向前移动，用手或长围巾兜住婴幼儿腹部，用玩具引导其向前爬行。

爬行游戏：婴幼儿会手膝爬行后，可做爬行游戏，如爬直线、爬上下坡、爬台阶等练习。例如，跨越障碍爬行，在婴幼儿面前放置枕头、靠垫等障碍物，然后用新奇玩具或父母在前引导婴幼儿向前爬。

（2）直立和行走游戏。

①学会站立。

适宜年龄：10 个月至 2 岁。

练习时间：1~2 分钟。

练习方法如下。

攀物站立：把婴幼儿抱到桌子、椅子、沙发等旁边，引导婴幼儿扶着物品站立。

坐膝站立：保育人员盘腿坐在地上，让婴幼儿坐在腿上，帮助其站起来再坐下，反复练习。这是初步的下蹲练习。

坐椅站立：让婴幼儿坐在高度适中的椅子上，练习站起来再坐下。

②练习走路。

适宜年龄：10 个月至 2 岁。

练习时间：1~2 分钟。

练习方法如下。

移步行走：婴幼儿站在保育人员的脚面上，两手扶着婴幼儿腋下，迈动适宜的小步带动婴幼儿两只脚向前走。

扶东西走：把婴幼儿放在沙发、床、茶几或墙的旁边，让婴幼儿扶物练习走路。

跨越障碍走：在地面上摆一些书、枕头之类的障碍物，让婴幼儿跨越过去，可以练习单脚站立的能力。

推小车走：让婴幼儿推着小车练习走路。

用脚尖走：模仿长颈鹿等动物用脚尖走路，增加练习的趣味性。

（3）跑的运动。

适宜年龄：1.5~3 岁。

练习时间：5~10 分钟。

练习次数：每日 2~3 次。

练习方法如下。

抱着跑：保育人员抱着婴幼儿变换不同方向和速度跑，刺激婴幼儿耳内的半规管的适应能力。

辅助跑跳：保育人员在婴幼儿背后，两手扶着婴幼儿的腋下，让婴幼儿自己跑跳。

逗着跑：前面一人用新奇物品引逗，保育人员与婴幼儿一起"抢"。

放手跑：保育人员在距离婴幼儿2米的地方蹲下，鼓励婴幼儿自己跑过来，然后抱起宝宝。

自动停稳跑：在慢跑时，大声喊口令1、2、3、停，目的是让婴幼儿学会身体的控制和平衡，能平稳停下来。

（4）跳跃运动。

适宜年龄：2~3岁。

练习时间：2~3分钟。

练习方法如下。

背着跳：保育人员背着婴幼儿慢跳、高跳、快跳，让婴幼儿逐渐适应跳的感觉。

原地跳：让婴幼儿学会两脚同时用力起跳。保育人员握着婴幼儿单手、双手，引导其原地跳，跳时配合口令：1、2、3、跳，以便于婴幼儿做好准备。

从高处跳：让婴幼儿站在15~20厘米高度的物体上，由保育人员扶着往下跳，从近距离开始，注意周围地面的安全。

立定跳远：起跳时两腿弯曲，身体略前倾，双臂后伸，呈"飞机"状，做好起跳准备。2.5岁的幼儿可前跳15厘米左右。

（5）攀登运动。

适宜年龄：1~3岁。

练习用具：椅子、桌子、沙发、床等日常用品。

提供练习攀爬的机会，同时做好安全保护。

结合其他活动进行，如爬上高椅子取物等。

(6) 球类游戏。

球是婴幼儿最感兴趣的玩具之一，不同的年龄可以用不同的方法（滚、抛、踢）玩球。基本动作包括滚、抛接、踢、拍、投等，可以锻炼手臂和身体的协调、平衡能力。

适宜年龄：1~3岁。

练习时间：1~3分钟。

练习用具：气球、皮球、纸球、布球、塑胶球、羊角球等多种球。

练习方法如下。

碰触球：可让2~3个月的婴幼儿被动抱球，也可用软球碰触婴幼儿的脸、身体、四肢等不同部位（可同时说着儿歌：小球小球圆圆，碰碰宝宝小脸；小球小球圆圆，亲亲宝宝小手）。

滚球：保育人员与婴幼儿拉开距离，面对面坐好，分开双脚，轮流把球推滚给对方（同时说着儿歌：大皮球来喽，大皮球走啦），练习婴幼儿的手眼协调能力。

顶球：婴幼儿会爬后让婴幼儿顶着软球爬（也可以走）。

踢球：把球（塑料软球、纸球）放在地上，让婴幼儿踢着走。

跳高摸球：把颜色鲜艳的球悬挂在稍高的地方，鼓励其跳起来摸球。

(7) 婴幼儿益智健身操。

①婴幼儿益智健身操练习的意义

被动改变身体姿势，促进血液循环与呼吸功能，增强新陈代谢，提高身体的灵活性、协调性和自控能力。

②婴幼儿益智健身操的主要形式为被动操、主被动操、模仿操。

③培养目标

乐意配合做被动操、主被动操，学会模仿操。

④健身操的互动性原则

帮助指导婴幼儿做操时，要以关注的心情与婴幼儿进行肢体和语言的交流。

二、精细动作

（一）婴幼儿精细动作发展的关键期

5~6 个月是双手协调能力发展的关键期；7~8 个月是婴幼儿单手抓物的关键期；10~11 个月是婴幼儿放物入孔的关键期；12~13 个月是双手控制物体运动能力的关键期；16~17 个月是婴幼儿垒叠平衡能力发展的关键期；33~34 个月是婴幼儿构思建构能力发展的关键期。

（二）精细动作练习

1. 学习目标

掌握对婴幼儿进行精细动作技能训练的方法。

2. 相关知识

（1）精细动作练习的意义。精细动作是指手、手腕、眼睛、脸及嘴部肌肉的运动能力。多动手能促进大脑的发育，其中眼部肌肉有助于将眼神集中在一行或点上；面部肌肉有助于面部表情的丰富。

（2）精细动作练习的原则。精细动作的发展主要是指手部动作的发展。手的主要功能是通过手上肌肉的力量，形成手与手、手指与手指间的有机配合，手指、手腕关节的活动状态，完成如推（指推、指腕推、指腕臂推）、拉（指拉、腕拉、指腕臂拉）、提（指提、腕提、手腕提）、夹、捏、抠、抱、绑、捆、拧、搬、撕、揭、贴等近百种动作。常规的教育开发，只关注其中的一部分功能，其中腕部、中指、无名指、小指尤其是无名指的功能还有很大的空间，有待于进一步开发。

婴幼儿双手发展的大致顺序：从满手抓握到用拇指与其他

四指对握，再到食指与拇指对握。其发展顺序代表婴幼儿大脑神经、骨骼肌肉、感觉统合的成熟程度。

一般来说，出生后第一年学会集中眼神、嘴唇控制发声、满把抓物；第二年学会双手捡起细小物品，手眼协调能力大大提高；第二年末：初步自助服务，如自己吃饭等。

练习时应注意以下原则。

（1）刺激性原则。在发展的不同阶段，适时地让婴幼儿触摸、摆弄、抓握练习。提供多种刺激让婴幼儿抓、握、拍打、敲、扣、击打、挖、画，以发展精细动作。

（2）操作性原则。保育人员提供多种玩具引导婴幼儿进行操作性游戏，锻炼灵活性。例如，看看什么不见了、七彩串珠、喂娃娃、捡纸球等多种游戏。

（3）递进性原则。精细动作的发展有一个由简单到复杂的过程，婴幼儿的玩具、学具、游戏要遵循由简单到复杂的特点。

3. 工作内容

精细动作训练主要包括抓握、捏取、压搓、折叠、捆绑、对击、点指等方面的操作能力。体现精细动作发展状况的主要身体部位是手指、手掌、手腕等。

手部动作的基本训练方法有局部按摩、触摸抓握、敲击练习等。

撕纸、入瓶、折叠、捆绑、逐页翻书、捏橡皮泥等是左右手动作协调发展的常见训练方法。左脑接受右侧身体传来的感觉并支配右侧身体的动作，而右脑恰好相反。开发左右手，有利于开发左右脑的功能。

手眼协调训练的常见方法如造型组合、串珠子、涂涂画画、学习折纸、学用筷子、学剪贴等。如给婴幼儿准备一双小巧的玩具筷子。指导婴幼儿用拇指、食指、中指操纵第一根筷子，用中指和无名指控制第二根筷子，练习用筷子夹起盘中的枣、带壳的花生和用纸包着的糖果等。

（1）精细动作发展的特征及环境设计。不同月龄的婴幼儿要掌握的精细动作有不同的侧重点：0~6个月的婴幼儿应多做抓、握动作训练；6~12个月婴幼儿多做敲打动作训练；1~2岁婴幼儿应围绕自己吃饭、穿衣、洗澡等日常行为得到训练；2~3岁婴幼儿应多做组合玩具、拼图、画画等方面的训练。

婴幼儿精细动作的发展与其生活的环境是密不可分的，保育人员应了解每个阶段婴幼儿精细动作发展的特点，以及游戏的设计和物品的准备。

①0~6个月。

环境设计：把不同质地的玩具吊在婴幼儿床的上方，吸引婴幼儿抓握、观看，这一时期婴幼儿特别喜欢自己的小手，经常看、玩、吸吮小手。可以给婴幼儿带上手铃，鼓励婴幼儿做更多手的动作。

②6~12个月。

动作发展：五指大把抓握→拇指、食指对握→双手同时抓握物体。拇指、食指并拢是精细动作发展的关键一步，这标志着婴幼儿可以进行很多动作，例如，自己拿、吃食物，抓东西，镶嵌玩具等。

环境设计：保育人员在提供以上物品的同时，生活中多提供练习的机会，以练习手的灵活性。

③13~18个月。

动作发展：侧重发展拇指、食指的灵活性。

环境设计：搭积木、指认动物、指认五官的游戏，捏物品的游戏（看谁捡得多）。

④19~24个月。

动作发展：手指的灵活性增强，手可以旋转物体。

环境设计：带盖的瓶子、绘画大纸笔、拆装模型和积木等。如"我给瓶盖找妈妈"游戏。

⑤25~36个月。

动作发展：精细动作能力进一步提高，能够自己练习吃饭、刷牙、扣扣子、简单穿脱衣服。

环境设计：串珠、镶嵌、粘贴、拼插积木、给娃娃吃饭、刷牙、扣扣子、换衣服等，以及自己吃饭、穿衣、叠衣等日常生活自助服务。

（2）精细动作练习的内容和方法。

①玩器具。

综合进行精细动作、听觉和语言练习。

活动材料：广口瓶子（内装豆子或沙子）、木勺、带子、辫子、铃铛、各种塑料容器、各种干果。

玩法：听音乐晃动沙瓶打节奏，也可用木勺把干果舀进瓶子，用多股毛线编辫子，带子串铃铛等。根据情景随机变换玩法。

②倒食物。

掌握这一技能有一定的难度，因此需要经常练习。

活动材料：两个塑料小盆、杯子（碗）、小饼干（模型）、蚕豆、花生、小纸球等。

玩法：保育人员和婴幼儿面对面坐好，面前各放一份操作用品，保育人员示范物品从一个杯子倒入另一个杯子，然后让婴幼儿尝试进行。

③勺子舀水、倒水。

活动材料：小碗、杯子、勺子、水。夏季在盥洗室或户外进行。

玩法：给宝宝和保育人员准备小碗、杯子、勺子、水各一份，小碗中盛满水，然后用勺子舀水倒入空杯子。

④开盒子。

活动材料：收集各种大小、材质的盒子。

玩法：在一个盒子内放入物品（饼干、糖、玩具、积木），然后盖上盖子，请婴幼儿打开盖子取出物品。年龄较小的宝宝可以撕开或捅破盒子，把物品拿出来。

⑤搭积木。

积木的堆积、摞高，特别有助于手眼协调能力发展。

活动材料：适宜大小的积木（根据年龄，年龄越小，积木越大），积木盒子（筐子）。

玩法：先把一块积木放好，然后引导婴幼儿拿另一块摞在上面，看能摞多高。玩后把积木收进盒子。

⑥拆拆装装。

各种拆装活动有利于锻炼手部肌肉的灵活性。

活动材料：拆装玩具、带盖的瓶子（广口）、插接积木等。

玩法：把玩具一一拆开，然后装上；拔下瓶盖，再盖上；插接、拆开积木。例如，看谁插得多、看谁拆得快等多种玩法。

⑦虫虫飞。

双手指尖接触和语言配合，发展动作协调性。

玩法：婴幼儿几个月大时，将其抱坐在保育人员怀里，两个食指学虫子爬爬（虫子虫子爬呀爬，对对头说说话，虫虫虫虫飞喽）；大一点儿的婴幼儿还可以玩手指游戏（大拇指大拇指你在哪里？我在这里我在这里，你好不好）。

⑧撕纸或搓纸团。

活动材料：各种颜色的纸、卫生纸、报纸、盒子。

玩法：引导婴幼儿撕纸、团纸、搓纸。例如，把绿色纸撕成柳树叶，用报纸团纸球并扔着玩，用卫生纸搓辫子，等等。

三、感觉统合

1. 感觉统合的基础

蒙台梭利的感觉统合教育认为感觉统合学习的关键期在六七岁以前。0~3岁是感觉统合基础训练阶段，是感觉统合失调的预防阶段；2~6岁是关键训练期，是感觉统合失调的治疗阶段。婴幼儿经常动不停，忙于寻找各种感觉刺激，很少使用高级思维，这是他们的感觉运动发展期，所以如果能在这个时期获得感觉运动的经验，对于以后的读书、识字等认知的学习及保持稳定的情绪等都有极大的帮助。

感觉统合是指人通过感觉系统，搜集外界信息，信息经过大脑组织整合后，再形成有意义且适宜的动作行为并表现出来这样一个流程。

2. 感觉统合失调的练习方法

（1）日常练习法。

①重视胎教。一般认为感觉统合训练针对较大的婴幼儿，但实际从怀孕开始，例如，抚摸肚子、跟胎儿说话、讲故事、听音乐等胎教都对婴幼儿有很大帮助。

②限制婴幼儿过多看电视。过多看电视会导致感觉统合失调，因为看电视只用视觉和听觉，其他感知得不到应有的锻炼。

③多带婴幼儿到大自然中做游戏。现代婴幼儿缺少接触自然的机会。

④多拥抱安抚，有助于感觉统合。例如，婴幼儿哭了，大人不理睬，触觉受影响，日后对他人的信任产生危机。

⑤注意观察学步期的婴幼儿，学步期如经常有易受惊吓、肌肉张力过低、烦躁、易怒、不喜欢拥抱、动作发展较慢等现象，有可能是感觉统合失调，要多留意，多加练习。

⑥及时就诊。发现问题及时到医院诊治，治疗后多有改善。

（2）生活游戏法。

①布陀螺（锻炼感觉平衡能力。准备：大毛巾）。

方法：在床上，将婴幼儿放在大毛巾中，两位成人抓住毛巾四角，上下左右轻轻摇动，顺时针、逆时针转圈。

②踩石头（锻炼眼脚协调能力。准备：彩色圆形玩具）。

方法：踩石头过河取回玩具，要有一定的规则，不踩石头，掉河里怎样处理。初期保育人员带领婴幼儿做，熟悉后由婴幼儿独立做。

③走直线（锻炼平衡力。准备：带子、画线、跑道线等）。

方法：让婴幼儿沿着直线走，在室外沿着人行道线走，要注意安全。

④拍泡泡（锻炼反应协调能力，完成复合动作。准备：泡泡玩具）。

方法：保育人员吹出泡泡，婴幼儿奔跑追逐、抓、拍泡泡；地面要求平整，最好在草坪上。

其他还有转椅、摇篮、跳床、滑梯、平衡木等多种练习方法，这里不再一一赘述。

第二节　智力开发

个体认知发展的过程实质上就是智力发展的过程。智力是指人的认知能力，是感知觉、注意、记忆、学习、思维和言语等各种认知能力的综合表现。婴幼儿对世界的认知首先源于其感知觉的发展，在此基础上逐渐产生思维、语言等心理活动，并且活动水平不断提高。

婴幼儿认知发展的研究以皮亚杰的发生认识论为典型代表，他认为，"心理机能是适应，智力是对环境的适应"，因此，人的认识在于主客体的相互作用，源于动作。动作既是感知的源泉，又是思维的基础。皮亚杰把制约个体认知发展的因素归于成熟、物理环境、社会环境和平衡，其中平衡是决定因素，因为平衡就是个体使其成熟的内部组织和外部环境相互作用的过程。

皮亚杰的认知发展阶段理论将个体的认知划分为四个阶段，本教材重点阐述感知运动阶段和前运算阶段的内容。首先，感知运动阶段（0~2岁）是智力发展的初期，主要又分为6个小阶段：反射练习阶段（0~1个月），也就是本能阶段，新生儿先天的无条件反射使其适应外在环境，如吸吮反射；动作习惯和知觉的形成阶段（1~4、5 个月），婴幼儿开始形成某些条件反射，如视觉追踪物体、转头寻找声源等，通过反复重复习得新的行为方式，但是习得的行为不具目的；有目的的动作形成阶段（4、5~9、10 个月），婴幼儿开始逐渐协调视觉和动作，动作的重复有了目的，即使感兴趣的事物印象延长，为了引起外部环境的变化；手段和目的之间的协调阶段（9、10~11、12 个月），婴幼儿动作目的和手段之间发生分化，如拉着成人的手，将其指向他够不着物体的方向；感知运动智力阶段（11、12~18 个月），婴幼儿能够通过偶然的尝试来发现新的达到目的的手段，探索新的方法；智力的综合阶段（18~24 个月），婴幼儿可以对自己的行为及外界事物进行内部表征，开始了心理的内化过程。

第三节　社会行为及人格培养

一、婴幼儿社会行为及人格培养的主要内容

婴幼儿的社会行为及人格的培养是使婴幼儿适应社会环境和具有社会交往能力的关键，主要内容包括培养婴幼儿的社会交往能力、保持良好的情绪、培养婴幼儿的生活自理能力等方面的内容。它能使婴幼儿的个性和潜能得到充分发展。

关于社会行为，首先要提及社会性发展。婴幼儿的社会性、个性是在社会性交往中形成的，婴幼儿所接触的各方面的人对其发展至关重要，而这些重要的人主要是父母和同伴。

二、良好社会行为培养的要求、途径与方法

（一）要求

1. 满足婴幼儿的合理需求

婴幼儿以哭闹形式提出要求时，保育人员应立即关注，并

提供适当的帮助，让婴幼儿感受到被爱和尊重。

2. 建立亲密的感情，是保育人员工作的基础和评价标准

（1）让婴幼儿喜欢保育人员，通过多搂抱、多说话、多对视、多游戏、多逗笑，让婴幼儿感受到爱，增加爱抚和情感交流的机会。

（2）让婴幼儿喜欢父母。父母的爱是婴幼儿成长中不可或缺和替代的。

3. 丰富的生活环境

（1）通过向婴幼儿提供实物、色彩、图案、符号，听音乐、念儿歌、讲故事和动手操作的机会选择适宜的智力游戏。

（2）保育人员用积极的态度和热情感染婴幼儿，多和成人、同伴进行游戏接触，克服羞怯，学会适应。

（3）正确对待婴幼儿的依恋。

（二）途径

主要是通过家庭环境的创造来完成。

（1）良好情绪、情感培养。

①把母亲的声音录成磁带，让婴幼儿多听。

②提供丰富多彩的游戏材料和器具，例如，球类、动物玩具、插塑类玩具等，以开发智力。

③购买玩具时注意使用方法的适宜性，以免婴幼儿受到惊吓，反而起负面影响。

（2）良好社会行为培养。

①给婴幼儿提供充满爱、规则稳定的家庭环境。

②提供与同伴一起玩的玩具和玩的机会。

③鼓励、激发婴幼儿主动表达、沟通的愿望和能力。

（3）社会交往技能的培养。

主要内容包括理解与交流的能力、向他人学习的能力、合作的能力等。

社会性教育的核心是培养婴幼儿初步的社会交往能力，而3岁以前是婴幼儿学会进行沟通的最佳时期。培养婴幼儿社会交往能力是智力开发的重要内容，是婴幼儿适应社会、全面认识社会的基础。良好的人际关系能够促进婴幼儿身心健康发展。

①与婴幼儿建立亲密关系。指导家长与婴幼儿建立亲密关系，经常给予婴幼儿更多的爱抚、亲吻和拥抱。如母亲在给婴幼儿喂奶时可以一边喂，一边抚摸，也可以将婴幼儿的手放在母亲的乳房或脸上，同时用亲切的语言与其交流，或者哼一些好听的歌曲，让婴幼儿感受到关爱。

②训练婴幼儿与成人合作玩游戏。训练婴幼儿与成人合作玩游戏，例如让婴幼儿骑在家长的肩膀上，家长抓住婴幼儿的双手说"请客人坐好，飞机马上就要起飞了"，然后在原地转几圈说"北京到了，请客人下飞机"。

③鼓励婴幼儿与同伴交往。教给婴幼儿与同伴分享食物和玩具的方法，如经常讲小动物分享物品的故事。在婴幼儿情绪好的时候，拿出两块糖，告诉他"一块给小朋友，一块留给自己"。让婴幼儿与同伴一起玩玩具，共同分享快乐。指导婴幼儿玩"角色游戏"，如当大夫给别人看病、当售货员卖东西等。

（三）方法

几种较常用的方法如下。

（1）建立良好依恋关系的常用方法。经常和婴幼儿嬉戏玩耍，共同做拍手游戏，做出各种动作让婴幼儿模仿，多给婴幼儿提供学习的机会；注意观察婴幼儿的各种表情和动作，对婴幼儿的要求作出积极的回应，使之得到最大的满足。

（2）满足婴幼儿好奇心和求知欲的方法。通过向婴幼儿提供实物、色彩、图案、符号、音乐、儿歌、讲故事和动手操作的机会，满足婴幼儿日益增长的好奇心和求知欲。

（3）培养婴幼儿良好情绪的主要方法。增加爱抚和情感交流的机会，为婴幼儿设计一个丰富而适宜的智力游戏，不要限制他探索活动环境，满足他的合理要求，对婴幼儿的行为进行评价，不用恐怖的表情和语言吓唬婴幼儿，扩大婴幼儿的接触面。

（4）克服婴幼儿胆怯情绪的常用方法。让婴幼儿在陌生的环境中经受"锻炼"和"考验"；用成人对待客人的热情态度和好气氛去感染婴幼儿，帮助他克服怯生情绪，学会逐渐适应生人和熟悉环境。

（5）与心理"反抗期"婴幼儿沟通的主要方法。婴幼儿心理"反抗期"多出现在1岁半至2岁半，这时期的婴幼儿希望自己的行为得到认同，自己的探索活动不受到限制或干涉，有时会表现出一种"抗拒行为"，这是婴幼儿进入心理发展第一"反抗期"和萌发"自我"意识的标志。与心理"反抗期"的婴幼儿沟通时可经常采用合理满足法、转移注意力法、故意冷淡法、后果惩罚法、适当地对婴幼儿说"不"等方法。

（6）评价婴幼儿行为的主要方法。当婴幼儿能够听懂语言后，要随时对他的言行加以肯定和赞赏，让婴幼儿在爱抚和赞赏的气氛中体验成功的欢乐，并能经受住"挫折"的考验。

（7）为婴幼儿营造探索性学习空间的常用方法。给婴幼儿创设各种相对固定的"功能角"，如在茶几上摆放些积木、拼插玩具组成"巧手角"；用一些图书、画报构成"阅读角"；用画板、纸笔构成"图画角"；用一套大小、质地不同的球和一个简易的篮球架构成"运动角"等。不要刻意教给婴幼儿什么，而是为婴幼儿创造一个富有探索性的学习空间。

（8）排除婴幼儿不合理的要求的常用方法。一是转移注意力法；二是故意冷淡法；三是后果惩罚法。采用故意冷淡法，是因为婴幼儿有时会故意做一些恶作剧，以观察成人的反应。如不让打开冰箱，他就故意把冰箱打开。这里，最好的办法是故意装作看不见，让他觉得没趣而停止"恶作剧"。

在培养婴幼儿社会交往能力的过程中，要注意成人为婴幼儿提供的是经常与同伴交往的机会，而在婴幼儿与同伴发生冲突时，成人不宜过多干预，而是让婴幼儿学会与人交流、分享和等待。

第四节　实施个别化教学计划

个别化教学计划就是根据每个婴幼儿的特点与需要，从他的最佳起点出发，制订适合婴幼儿个性的、能够促进婴幼儿发展的教学计划。

实施个别化教学计划的 3 种主要形式：一对一的个别教学、小组教学和团体教学。

5 个月以内婴幼儿与稍大婴幼儿在一对一教学中的差异：5 个月以内的婴幼儿可以根据其特点直接进行训练；而年龄稍大的婴幼儿要先与家长进行沟通，再与婴幼儿交流，与婴幼儿熟悉之后再操作教学计划。

一、实施教学计划的步骤

（一）实施一对一个别化教学计划的步骤

（1）熟悉个别化教学计划的内容及操作方法。

（2）准备教学过程中必备的玩教具。

（3）按约定时间准时等候婴幼儿。

（4）按常规要求接待家长，如果是入户，进门后主动换鞋、洗手（尊重婴幼儿家庭的习惯），并按约定的时间准时到达婴幼儿的家庭，注意避开婴幼儿的睡眠时间。

（5）按照个别化教学计划的要求进行操作。

（6）注意做好个别化教育计划的实施记录。

（二）实施团体或小组教学计划的步骤

（1）熟悉团体或小组教学计划的内容及操作方法。

（2）准备教学过程中必备的玩教具。

（3）向家长讲解注意事项和配合教学的方法。

（4）小组与团体教学实施前要做好分组安排工作。

（5）安排小组练习（将水平及训练目标接近的婴幼儿分为一组）。

（6）安排个别婴幼儿的训练（根据每个婴幼儿的不同需求和训练目标进行个别训练）。

（7）不同的练习内容在同时间进行练习（寻找婴幼儿的兴趣和互相接近的训练目标）。

小组与团体教学课堂中实现一对一训练的技巧。

（1）组织家长与婴幼儿进行一对一的练习并进行个别指导。

（2）做统一的团体游戏训练。

（3）安排好课后家庭训练内容。

（4）记录教学训练的结果，对婴幼儿的进步进行评估。

二、掌握与婴幼儿沟通的技巧

学会与婴幼儿沟通，有利于全面掌握婴幼儿的实际情况，有利于教学计划的实施。

与婴幼儿沟通的主要方式包括语言沟通和非语言沟通。语言沟通包括懂话和说话两个方面，在婴幼儿不会说话时就要开始进行交谈，可以扩大婴幼儿懂话的范围，促进说话的发展。这是体现对婴幼儿尊重、关心和爱护的主要方式。成人可以通过点头、微笑、搂抱、蹲下与婴幼儿交流、看着婴幼儿眼睛说话等方式来体现。

与婴幼儿说话时语调要自然，音量适当，语速要恰当，重要的话要加强语气，有所停顿，以达到吸引婴幼儿注意的效果；与婴幼儿说话时要语言简明，用词尽量生活化、形象化，这样容易被婴幼儿所接受。

三、选择实施个别化教学的游戏

个别化教学的游戏包括婴幼儿的主动性游戏和婴幼儿的操作性游戏。主动性游戏是婴幼儿创造性地反映生活的游戏。操作性游戏是婴幼儿需要用四肢大小肌肉的活动来完成的游戏，例如，攀、爬、抛、扔、捉等运用手脚协调进行的游戏，可选择推拉玩具、搓胶泥、拼插图形等玩具配合训练。

（一）安排游戏教学

（1）安排游戏教学的原则。游戏即教学原则；目标恰当的原则；动静结合的原则；安全的原则；鼓励婴幼儿进行探究的原则；对于游戏的环境、游戏的设备、游戏的材料、玩具摆放的位置等，保育人员要经常进行检查。

（2）游戏的主要功能。

①游戏可以促进婴幼儿动作技能的发展，如大小肌肉、手眼协调能力等。

②游戏可以帮助婴幼儿了解事物之间的联系，激发婴幼儿的想象力、创造力，促进婴幼儿社会行为的培养。

③游戏能够促进婴幼儿的个性发展。

（二）发挥玩具在游戏中的作用

（1）根据婴幼儿的年龄特点选择玩具。

①1岁之前：选择可搂抱的柔软的绒毛玩具（绒布玩物、充气玩具）；可悬挂的视觉玩具（彩色气球、旋转风铃）；可抓握的不规则物品（硬的、软的、长的、方的、圆的、可发声、可敲打的）；娱乐观赏性的玩具（发条玩具、惯性汽车）。

②1~2岁：可增加拖拉玩具、推行玩具、大充气彩球、水上漂浮玩具、盒子、瓶子等。

③2~3岁：可增加拼图类（套桶、套娃、插片）、木珠、手帕、笔和纸、剪和贴的工具等，需与成人一起完成。

（2）玩具安全性。

质地：质量要好，不宜太沉。

材料：注意防火。填充物不要被婴幼儿吸入，以防呛伤；大型器械上的零件要光滑，避免撕、刮、夹伤婴幼儿。

大小：玩具不宜太小，避免婴幼儿误服或塞入耳、鼻、口中。

形状：不要过细、过长或零件太多，防止小物件脱落。

污染：颜料、蜡笔、橡皮泥要无铅无毒，电动玩具不要使用小型电池。

说明：购买玩具要检查是否标明生产厂家、厂址，是否有商标、执行标准号、产品合格证等。

主要参考文献

丁昀. 2016. 育婴员，基础知识 [M]. 北京：中国劳动社会保障出版社.

傅彦生. 2018. 育婴员 [M]. 太原：山西经济出版社.

欧阳云涛. 2017. 育婴员初级技能手册 [M]. 北京：金盾出版社.

杨飞，黄河. 2016. 育婴员入门 [M]. 北京：化学工业出版社.

张建红，何英梅. 2018. 育婴员 [M]. 北京：中国农业科学技术出版社.